JN299148

読んでわかる

SSTステップ・バイ・ステップ方式
2DAYSワークショップ

監修

熊谷直樹　　天笠　崇
加瀬昭彦　　岩田和彦

著

佐藤幸江

協力

埼玉SST研究会・SST普及協会南関東支部

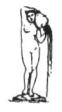

星和書店

Seiwa Shoten Publishers

2-5 Kamitakaido 1-Chome
Suginamiku Tokyo 168-0074, Japan

Learning Social Skills Training :
2 days workshop for mental health practitioners

supervised
by
Naoki Kumagai, M.D.
Takashi Amagasa, M.D., M.P.H.
Akihiko Kase, M.D.
Kazuhiko Iwata, M.D.

by
Yukie Sato

© 2008 by Seiwa Shoten Publishers

推薦の言葉

　1995年にSST普及協会が発足して13年になる。昨2007年に全国11ブロックに分けて支部活動がはじまった。本書はその南関東支部の協力でなされた埼玉での「2日間ワークショップ」をもとにSSTを学ぶ人びとに発信された「SSTステップ・バイ・ステップ方式」の実践的解説書である。

　SSTは，わが国への導入普及に筆舌に表せないほどの功績のあったリバーマン教授ともう1人，ベラック教授によって開発されたことは有名である。前者はアメリカの西，後者は東，さらに前者は精神科医で退院間もなくの患者さん，すなわち，メディカルモデルを重視せねばならない立場，後者は心理学者で社会復帰を支援する，ソシアルモデルを追求する立場の学者である。2004年にそのベラック教授を招待して講演やワークショップが開かれた。本書はそのSSTベラック方式を丹念に検証された上で，実際に，ワークショップを行った記録をもとにしている。

　内容は，非常に緻密な計画性が強調される。それを実践するには，「アセスメント」と「目標」が大切なことが明らかにされる。それを実現させるためにいくつかのステップに分かれたスキルが抽出される「ステップ・バイ・ステップ」の技法が述べられている。

　本書は，SSTを実施していく上で，もっとはっきりさせたいと思っているセラピストの皆さんに有益な指針となるだろうと考え推薦する。

SST普及協会会長
西　園　昌　久

ベラック博士からのメッセージ

　日本でのSSTに関する職員研修用に、熊谷医師たちがDVDなどの教材の開発をしているとうかがい、うれしく思いました。私の出した本、『改訂新版　わかりやすいSSTステップガイド』は、SSTに関心のある職員に特に役立つように書いたつもりでしたが、これだけではSSTをマスターするのに十分とは言えません。経験のない臨床スタッフにとっては、SSTが実際どのように行われるのかを見る必要があるのが、まずほとんどでしょう。私が研修会を行う場合には、参加者の中の有志による模擬SSTグループを行うのにかなり時間を費やします。また、実際の利用者のグループのビデオをお見せしたいのですが、利用者の同意を確保するのに困難を伴います。
　熊谷医師たちが作成するような、標準化され、質の高い教材は、研修プログラムの効果を大変高めるでしょうし、『ステップガイド』の優れたパートナーとなることでしょう。

　　2008年2月

Alan S.Bellack, Ph.D., A.B.P.P.

Professor of Psychiatry
University of Maryland

（熊谷直樹訳）

本書について

　SST（Social Skills Training）は，精神障害をもつ人たちの治療や生活支援においてたいへん有意義な技法です。1988年にリバーマン博士が来日して以降，日本でも広く普及し，近年では有効性を裏付けるエビデンスも明らかにされています。
　さまざまな領域においてSSTに関する研究や実践が進み，ますます普及していく中，統合失調症をもつ人のためのSSTに特にフォーカスした著書である，ベラックたちによる『わかりやすいSSTステップガイド』が2000年に翻訳出版されました。2004年にベラックが初めて来日し，また，原著の改訂に伴い翌2005年には『改訂新版　わかりやすいSSTステップガイド』が出版されています。以降，SST「ステップ・バイ・ステップ方式」は日本において急速に普及し，SST実施者の関心も年々高まっています。
　私も『ステップガイド』に出会ってから，この方式に関心を持ち，実践してきた1人です。そこにはいつも，自分が対象とする患者さんたちに，よりよい治療を提供したいという思いがありました。そして2004年のベラック博士来日の際には，ベラック博士をお招きした東京でのワークショップにおいて，直接指導を受けるという幸運にも恵まれました。
　その後，私が「ステップ・バイ・ステップ方式」SSTの研修に携わる立場となってから受講生の皆さんから直接聞く声の中には，「ステップガイドを読んでセッションを始めてみたけれど，実際にどうしたらよいのかがわからない」とか「これまでのSSTといったい何が違うのか？」，あるいは「リーダーの実践的な技法を知りたい」といったものが少なくありませんで

した。それは過去に私も感じ，体験したことと同じ声だったのです。

　私は，日頃の自分の臨床実践や研究会の仲間との学びの中で得たこと，そして何よりもベラック先生から直接教わったことを，なるべく多くのSST実践に取り組む方々にお伝えしたい，という思いでこれまで各地の研修会に携わってきました。研修先では毎回，受講生の皆さんの「この方式を学びたい！」というとても熱いお気持ちと，高いニーズを肌で感じます。しかし限られた研修会の時間の中でなかなかすべてはお伝えできない，このジレンマをなんとかしたいという思いが募る中で，『ステップガイド』の実践版副読本，いわば姉妹本のようなものを作れないだろうか，と考えるようになりました。これまでの研修活動の中で練り上げてきた内容をもとに，臨床現場で私たちが作成した資料を紹介したり，SST実践における要諦などをまとめたものを出版できたら……と思ったのです。そこで『ステップガイド』を翻訳された先生方にご相談し，今回単行本である本書『読んでわかる　SSTステップ・バイ・ステップ方式：2DAYSワークショップ』，そして視聴覚教材となるDVD版『見てわかる　SSTステップ・バイ・ステップ方式：2DAYSワークショップ編』を同時に出版するはこびとなりました。

　本書は，埼玉SST研究会の協力により開催された「ベラックらによるSSTステップ・バイ・ステップ方式　2DAYSワークショップ」を再現する形で構成されています。

　前半は，主にレクチャーです。「ステップ・バイ・ステップ方式とは？」「統合失調症の認知機能障害とは？」「社会的学習理論」など，SSTリーダーに必要な基礎的理論が，演習をまじえながら解説されています。後半は，セッション開始前に必須の作業であるアセスメントについて，ベラックたちが作成した，構造化された面接法である「社会生活状況面接」を紹介し，そこで得られた情報をもとに「カリキュラム・メニュー」と呼ばれるSSTプログラムの効果的な組み立て方について，講師によるデモンストレーションと解説を通じて紹介されています。そして，実際のセッションの進め方につ

いても，講師と受講生によるデモンストレーションや質疑応答によって，詳細に再現されています。

　書籍では紙幅の都合で残念ながら割愛された，受講生によるセッションのデモンストレーションと講師によるアドバイスおよびディスカッション部分については，DVD版『見てわかる　SSTステップ・バイ・ステップ方式：2 DAYSワークショップ編』をご覧いただければと思います。講師によるデモンストレーション部分など，書籍にてその意味するところを十分ご理解いただきながら，DVDで実際のリーダーの動きを目で見て確認し，ご自身の臨床に取り入れていただければ，とも思います。また，セッションの組み立てや進行の詳しい内容は『モデルセッション編』DVD（別売）がご参考になるでしょう。こちらのDVDには，アセスメント面接デモンストレーション，オリエンテーションに続いて，4つのセッションと解説が収録されています。

　本書を手にとってくださった方には，まずはワークショップ受講者になったお気持ちで，最初から通してお読みいただくのがよろしいでしょう。このワークショップは，理論から実践へ，SSTの準備段階から実施段階へと，私たちが実際にSSTを行うまでに必要な知識や作業がその順を追って展開する構成となっています。その段階をぜひ体験しながら読んでいただきたいのです。疲れてきたら「SSTコラム」でちょっとひと休みしていただいて，その後は特に関心のある部分を繰り返し読まれるなどしてもよいかもしれません。

　また，本書はワークショップのライブ感を生かす構成とし，できるだけ読者の方々が読みやすい内容となるよう心がけたつもりではありますが，少々ボリュームがあるのも確かです。お1人で読破するのはちょっと自信がない……という方は，ぜひ同じチームのスタッフや仲間の方たちと「輪読」をされることをおすすめいたします。私自身，『ステップガイド』を勉強会の仲間たちとの輪読会で読了しましたが，仲間がいることで最後まで投げ出さず

に読むことができましたし、何よりも徹底的に議論しながら読み進めることで、何度も何度も繰り返し読むことになりますし、疑問を解消するためにさまざまな学習を重ねることにもつながりました。

なお、本書の巻末には「用語解説」を付けました。ワークショップをもとにしているという構成上、初めのうちからSSTや認知行動療法に関する専門用語が出てきているためです。もちろん、読み進めていただくうちに解説がされるものもあるのですが、先に述べたように最初から読んでいただくための道しるべとしてご活用いただければと思います。

そして、もう1つの道しるべとして『改訂新版 わかりやすいSSTステップガイド』を併せて熟読・再読されることもおすすめします。『ステップガイド』上巻には、私たちが迷ったときに立ち返るべき基礎理論が、文字通り「わかりやすく」提示されているはずです。また、下巻の資料を見直していただければ、本書で紹介しているさまざまな資料の原典を確認でき、その意味するところをより的確に理解することで、ご自身の臨床をより実際的で効果的なものにしていけるでしょう。『ステップガイド』の姉妹本である本書とともにお手元に置いて、それぞれ対応させながら読み進めていただければ、きっと皆さんの実践がより豊かで実り多いものになる、そんなふうに思っています。

よりよいSSTを提供したい、新しいものを学びたい、臨床の現場でそういったお気持ちを持ち続けて本書を手にとってくださった方々に、そしてSSTに参加されるメンバーの皆さんに、この本が少しでもお役に立てたら幸いです。

「ステップ・バイ・ステップ方式2DAYSワークショップ」へようこそ！

佐藤幸江

目　次

推薦の言葉：西園昌久　iii
ベラック博士からのメッセージ　iv
本書について　v

ワークショップ1日目

オリエンテーション ……… 3
　　1．講師の自己紹介　3
　　2．ワークショップの進め方　4

Session 1　ステップ・バイ・ステップ方式とは？ ……… 7
　　1．ステップ・バイ・ステップ方式はこれまでのSSTと違うのか？　7
　　2．SSTの歴史的発展と背景理論　8
　　3．認知行動療法とは　13
　　4．ソーシャルスキルの概念とSSTのスタイルの違い　17
　　5．セッションの展開の違い　20
　　6．ステップ・バイ・ステップ方式の特徴　24
　　7．まとめ　26

Session 2　統合失調症の認知機能障害とは？ ……… 29
　　1．「認知」と「認知機能」　29

　　　　　　2．統合失調症をもつ人の認知機能障害の特徴　30
　　　　　　3．認知機能障害から生じる行動上の特徴と問題　31
　　　　　　4．まとめ　34

Session 3　演習：メンバーの認知機能障害に対する工夫 ……… 36
　　　　　　1．スキルのステップを解説するときの工夫　37
　　　　　　2．モデル提示の工夫　40
　　　　　　3．ドライランでの工夫　46

Session 4　ステップ・バイ・ステップ方式の原則
　　　　　　：社会的学習理論を学びながら …………………………… 49
　　　　　　1．セッション進行のステップ　49
　　　　　　2．バンドゥーラの社会的学習理論とは？　53
　　　　　　3．社会的学習理論の5つの原理　54

Session 5　〈再現〉ベラック・デモンストレーション
　　　　　　：セッションの流れを実地に体験しよう ………………… 63
　　　　　　1．ベラックのデモンストレーションについて　63
　　　　　　2．〈再現〉ベラック・デモンストレーション　63
　　　　　　3．まとめと質疑応答　76

Session 6　演習：「スキルとステップ」の使い方
　　　　　　：基礎的スキルトレーニング「ほめる」……………… 82
　　　　　　1．学習するスキルの紹介と意義解説　82
　　　　　　2．ステップについての話し合い　84
　　　　　　3．全体へのモデリングとふりかえり　88
　　　　　　4．ペアになってのロールプレイ　89
　　　　　　5．ペアのそれぞれへの正のフィードバック：強化　90
　　　　　　6．宿題設定：般化のために　92
　　　　　　7．役割を交代してのロールプレイ　95

8．まとめ 98

[SST Column] 宿題は般化じゃない，練習だ！ 100
スキルは身を助ける!! 102

ワークショップ2日目

Session 7　**演習：社会生活状況面接** ……………………………… 107
　　1．社会生活状況面接とは？ 107
　　2．デモンストレーションの方法 107
　　3．社会生活状況面接デモンストレーション 108

Session 8　**社会生活状況面接のポイント** ……………………………… 133
　　1．社会生活状況面接を受けた感想 133
　　2．社会生活状況面接のメリット 134
　　3．アセスメント面接実施時のポイント 135
　　4．質疑応答 143

Session 9　**カリキュラム・メニュー作成の実際** ……………………… 146
　　1．社会生活状況面接から導き出された目標の検討 146
　　2．カリキュラム・メニューの作成 149
　　3．各セッションにおけるスキル提示の工夫 151
　　4．感想とまとめ 159

Session 10　**セッションの進め方の実際** ……………………………… 164
　　1．導入 165

2．スキルの意義解説　166
3．ステップについての話し合い　167
4．全体へのモデル呈示およびふりかえり　170
5．各自の練習：1人目（コヤマさん）　173
6．各自の練習：2人目（セキグチさん）　179
7．まとめと解説　186
8．質疑応答　189

クロージング・セッション　194

[SST Column]　努力とセンス……SSTの神様　199
　　　　　　　　リーダーの資質とは……？　201

用語解説　203
参考文献　208

SST普及協会南関東支部あとがき：加瀬昭彦　209
埼玉SST研究会あとがき：佐藤珠江　211
監修者あとがき　213
おわりに　216

ワークショップ1日目

オリエンテーション

1. 講師の自己紹介

講師1（佐藤幸江）：東京武蔵野病院で臨床心理士をしている佐藤幸江です（注：所属はワークショップ収録時のもの）。現在は病院のデイケアでSSTのグループを2つ、**ステップ・バイ・ステップ方式**（☞ 用語解説）で運営しています。これまで、他の施設や病棟、保健所デイケアでグループを実施したり、**地域生活再参加プログラム**（☞ 用語解説）と**基本会話モジュール**（☞ 用語解説）を実施した経験もあります。2000年以降は、継続的にステップ・バイ・ステップ方式の実践を積み重ねてきました。どうぞよろしくお願いします。

講師2（佐藤珠江）：埼玉精神神経センターで、精神科デイケアの担当看護師をしている佐藤珠江です。デイケアのSSTグループにはスーパーバイズ的にかかわっていますが、埼玉障害者職業訓練センターではステップ・バイ・ステップ方式を用いた就労準備のためのSSTを実施しています。今回のワークショップを主催している「埼玉SST研究会」の代表もさせていただいています。よろしくお願いします。

講師1：今回のワークショップは主に私が進行役となりますが、珠江さんにもいろいろ手伝ってもらいます。よろしくお願いします。

2．ワークショップの進め方

最初に，このワークショップの目的，学習方法，ルールなどについてご説明いたします。これらを明確に提示するワークショップのあり方や進め方そのものに，SSTのさまざまな構造が取り入れられていますので，ぜひいろいろと観察して吸収してください。

1）ワークショップの目的

1つめは，「ステップ・バイ・ステップ方式の手続きの意味や，その基礎となる**社会的学習理論**（☞**用語解説**）を理解して，実践に生かすこと」です。皆さんステップ・バイ・ステップ方式を学びたいという目的で集まっていらっしゃるわけですが，ただ技法だけを学ぶということではなく，その理論をもう一度しっかり確認して，実践場面でメンバーに説明できるようになることが目標の1つめです。

2つめは，「ベラックたちによるSSTのスタイルを学ぶことを通して，SST（あるいは**認知行動療法**（☞**用語解説**））そのものの理解を深めること」です。ステップ・バイ・ステップ方式を学ぶということは，SSTを含む大きな枠組みである認知行動療法の理論，その中でのSSTの位置付けなどについて理解を深めていくことにもなります。

3つめは，「リーダーの技法を学ぶだけでなく，**アセスメント**（☞**用語解説**）や**カリキュラム・メニュー**（☞**用語解説**）作成の技術を身につけること」。もちろん技法や形式も大事ですが，それだけでは行き詰まってしまいます。ですから，今回はセッションの進め方だけを学ぶのではなく，セッション開始前に必要な準備の作業というところにも，かなりウェートを置いて学習していきたいと思っています。

そして4つめの，「参加したことで，この方式を使ってみたいと思ってもらえるようになること」は，講師の側の目標でもあります。

2）学習方法

このワークショップのスタイルは，「理論学習と体験学習の2つを中心に」「こまめに質疑を行い」「自らの体験を通して学習する」というものです。さらに，「ここでの学習や体験は，各自の臨床現場に持ち帰って応用できるようにする」ことを念頭においています。

皆さんには，理論と体験を通して基礎的なことをしっかり学んでいただきますが，なによりも「自分自身として体験する」ことを大切にしていただきたいと思います。患者さん役になるのもよい勉強なのですが，ある個人の生活について，アセスメントの段階から具体的にイメージを膨らませていくのは非常に難しいことです。そこで，まずは自分で体験することを大切にしていただいて，それを患者さんたちに応用していただければと思っています。自分で体験してみて，「これはいいな」「これは使えるぞ」と思わないと，それを人に提供することはできませんよね。

そして，現場にお帰りになったら，まず試してみるとか，他のスタッフに伝達するとか，般化のための行動を起こしていただけるとうれしいです。

3）ワークショップのルール

1つめは，今日，明日で10時間という長い時間ですが，「楽しく，リラックスして学習できるよう，積極的に取り組む」こと。同じ目標を持って集まっている皆さんですから，課題や話し合い，演習などを通して，新しいことにちょっと取り組んでみるというお気持ちでやっていただけるとよいと思います。

2つめは，「お互いに**観察学習**（☞ 用語解説）をし，よい点はフィードバックしながら自らも取り入れるよう心がける」こと。演習の中では私もいろいろなモデルをお示ししますし，皆さんにもリーダーや面接者役をしていただく場面があります。これらをぜひ観察学習の機会にしていただいて，「この人のこういうところはいいな」「取り入れてみたいな」と思うところを見

つけてください。

　3つめは,「疑問や質問や意見はこの場で出して帰る」こと。疑問をそのままにして帰ってしまうと,またしばらくお会いできませんし,全体でのディスカッションの素材にもなるので,途中で質問などありましたら,ちょっと手を挙げてお知らせください。

　最後は「ここでの出会いやネットワークを大切に。情報・意見交換は積極的に」ということです。皆さんステップ・バイ・ステップ方式を学びたいという同じ目標を持った仲間同士ですから,ここでの出会いをきっかけに,相談したり,お互いの実践の場を見学に行ったり,そういうネットワークをぜひお作りになってください。これも,このクラスのルールです。

Session 1

ステップ・バイ・ステップ方式とは？

1．ステップ・バイ・ステップ方式は これまでの SST と違うのか？

　これは，必ずといってよいほど出る質問です。
　皆さんがこれまで学んでこられた SST の「**基本訓練（モデル）**」（☞ **用語解説**）は，リバーマンが，**モデリング**（☞ **用語解説**）やフィードバック（☞ **用語解説**）など行動療法のさまざまな要素を 1 つの練習パッケージの手順として整理したものです。ステップ・バイ・ステップ方式にも，これらの要素はまったく同じように含まれていますし，原則としては基本訓練の手順にのっとっています。
　リバーマンが SST をまとめた頃，アメリカ各地で，行動療法の流れをくんだ多くの人たちが，SST に類似した治療法を研究・実践していました。その中で，リバーマンは非常に精力的に SST の普及に力を入れ，1988 年の来日以来，**東大のデイ・ホスピタル**（☞ **用語解説**）を中心に，日本にも広く普及していったのは皆さんご存知の通りでしょう。
　一方，ベラックも，リバーマンと同時期に活動しています。ただ，ベラックが日本に紹介されたのはリバーマンの来日から 12 年後のことですから，私たち日本人にとっては，SST といえばリバーマンが提唱した基本訓練モデルで，それとは別のものとして，後からベラックのステップ・バイ・ステップ方式が輸入された，というふうに見えたのではないでしょうか。私自身

も当時はそう感じていた1人でしたが，今では，「SSTの実践や研究に尽力した多くの人の中の2人」と考えるとよいのではないかと思っています。

　もちろん，医師であるリバーマンと行動療法を基礎とした心理学者のベラックとでは，学問的背景や対象とした患者さんに違いがあります。統合失調症でも，リバーマンはどちらかといえば退院後，比較的間もない患者さんや外来の患者さんを，ベラックは慢性期の患者さんを対象にすることが多かったようです。それぞれの特徴の違いや，対象によってどちらのアプローチが有効か，など詳しいことは，また後で説明しますが，ここでは，どちらの方式もSSTとしての本質は一緒であり，ステップ・バイ・ステップ方式においても，原則的な手順は基本訓練モデルの手順を踏んでいるということを念頭に置いていただければと思います。

2．SSTの歴史的発展と背景理論

1）行動療法の黎明期

　1940年代には，神経症をもつ人の不安を克服して自己表現を促進するというサルターの「条件反射療法」が，抑うつや不安，その他の不快感などを軽減する可能性がある，といった研究がされていました。このあたりがSSTの源流と言われています。

　1958年に，「行動療法の父」とも呼ばれるウォルピの『相互抑制による精神療法』が出版されます。ウォルピは，自己主張的な行動と不安感情は同時に成立しにくいと考えて，「アサーション・トレーニング」という治療法を作りました。これは自己主張（自己表現）に特化しているので，現在のSSTとは若干ニュアンスが違うのですが，SSTに与えた影響は非常に大きいと思われます。

　1950年代の終わり頃には，ラザラスが，自己主張的行動を増強させることに対して，モデリングと**ロールプレイ**（☞ **用語解説**）の組み合わせを用いる「**行動リハーサル**」（☞ **用語解説**）を取り入れることを提唱しています。

SSTの歴史的発展と背景理論 ①

> 1949年：サルター『条件反射療法』
>   →神経症患者の自己表現を促進する技法
> 1958年：ウォルピ『相互抑制による精神療法』
>   →アサーション・トレーニング
> 1950年代終わり：ラザラスによる「行動リハーサル」
>   →モデリングとロールプレイの組み合わせ
> 1960年代：スキナーの「オペラント条件付け」が適用される。
> ・さらにその後，バンドゥーラの社会的学習理論の研究によって，モデリングの手順が洗練され，SSTに取り入れられた。

彼らの他にも，行動療法初期の人たちは，学習理論を用いて自己主張的な行動を教える基礎的な手順を開発し，それを技法として用いることができるよう文章化しています。

2）学習理論の確立

さらに，現代の代表的な「新行動主義者」と言われるスキナーですが，彼は1930年代から「**オペラント条件付け**」（☞ **用語解説**）について研究していました。「スキナー箱」というのをお聞きになったことがおありだと思います。「レバーを押すとえさが出てくる」という仕掛けの箱があって，そこに入れられたネズミやハトは，はじめはその仕掛けがわからないのですが，そのうちに「たまたまレバーに触れたらえさが出てきた」ということが起こります。そして何回か偶然にえさを得るうち，「レバーを押すとえさを得られる」ことを学習し，だんだんとレバーを押す行動が増えてきます。このように「条件付け」がされていくということを観察したのです。こうして，行動を学習するために必要な「行動の後に報酬が得られることで，その行動は生じやすくなる」といった考え方が，1960年代には，広くコミュニケーション技能に関する治療法についても応用されていきました。やはり基礎は学習

理論である，と言えるでしょう。

その後，治療の対象は個人からグループへ，病棟から治療施設全般に（外来やデイケアなどに），また，軽度の障害をもつ人から重度の慢性精神障害をもつ人へ，というふうに広がっていきました。対象となる技能も，自己主張など限局したものからもっと広範に拡大され，行動を修正していく，すなわち新しい行動を学んでいくことが目標とされるようになりました。

この背景にはアメリカの医療経済的な問題もあって，なるべく早く退院して，再発を予防しながら地域生活を維持するという時流の中で，SSTの前身とも言えるものが発展していきました。

3）バンドゥーラによる社会的学習理論

その後，バンドゥーラによる社会的学習理論の研究によって，広い範囲の感情を，モデルの観察や模倣から学ぶことができると示唆されました。こうしてモデリングの手順が整えられ，それがSSTの中に取り入れられています。バンドゥーラは子どもが大人になっていくまでに，どのようにしてさまざまな行動を学習していくかを研究していた人で，その考え方を，精神障害をもつ人たち，スキルが欠損していたり，あるいは使えずにいる人たちが，また新たな行動を学習する方法に援用することになったわけです。

4）SSTの誕生前夜

そういった流れの中で，多くの人たちが，それぞれに重視する部分には多少違いがありながらも，感情表現や，社会的関係における会話の仕方を，より系統的に教える方法を開発し，効果を調べてより洗練し，手順を整理していった時代がありました。リバーマンが「SST」（生活技能訓練）と呼んだもの以外にも，生活力量訓練（personal effectiveness）や，構成的学習療法（structured learning theory），情動訓練（emotional training）などと呼ばれていたものがあり，それぞれが，いわば現在のSSTの前身といったものだったかもしれません。どの方法においても，学習原理に基づいた「モ

SSTの歴史的発展と背景理論 ②

- 1970年代：多くの研究者たちが，感情の表現や社会的関係での会話の仕方を，より系統的に教える方法をそれぞれ独立に開発し，効果のある方法とし，洗練させた。
- これらは**共通して学習原理に基づいており**，明文化された**治療マニュアルには次のようなステップがふくまれている。**

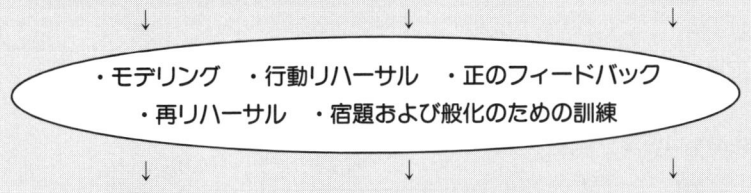

　　　↓　　　　　　↓　　　　　　↓
　　・モデリング　・行動リハーサル　・正のフィードバック
　　・再リハーサル　・宿題および般化のための訓練
　　　↓　　　　　　↓　　　　　　↓

これらの構成的方法は「生活技能訓練」「構成的学習療法」「生活力量訓練」など異なった名前がつけられている。

デリング，行動リハーサル，正のフィードバック，**再リハーサル**（☞用語解説），**宿題**（☞用語解説）や**般化**（☞用語解説）のための訓練」が共通して含まれていたことから，これらがいわゆるSSTに特異的な要素と言えるのではないかと考えます。

5）西海岸のリバーマン

リバーマンたちは，1970年頃からカリフォルニアのオックスナード精神保健センターで，もともとはうつ病や神経症の人たちに実施していた対人的効果訓練（personal effectiveness）を，統合失調症など慢性の精神障害をもつ人たちのグループで始めています。これが現在のSSTのスタートと言われています。

その後，SSTの手順を洗練させて，「サクセスフル・リビング」（よりよい生活のために）というグループを実施しています。アメリカでは退院後，他の治療施設に通院することが多いので，そういった方のために外来センター方式のような形で，基礎的なコミュニケーション技能と問題解決技能のト

リバーマンとベラック

リバーマンたち：1970年～ 対人的効果訓練	ベラックたち：1970年代～ 実践と研究を重ねる
カリフォルニア　オックスナード精神保健センターで実施 その後「SST」の手順をまとめあげる 　　サクセスフル・リビング 　　モジュールの開発・普及 　　　　　↓ 1988年の来日以降，日本に普及 リバーマンとその同僚・弟子たちは何度も来日し，SSTの普及に貢献	居住型福祉施設での実践・効果研究 「スキルとステップ」という方式を開発・実践 　　　　　↓ 2000年『ステップガイド（初版）』 翻訳出版され日本でも知られる 　　　　　↓ 2004年ベラック初来日 2005年改訂新版の翻訳出版 日本でも関心が高まる

レーニングを中心にSSTを行ったものです。

しかし，コミュニケーション技能のトレーニングだけでは再発や再入院を防げないという問題が生じてきました。そこでリバーマンたちは，統合失調症のような慢性の精神障害をもつ人たちの再発・再入院を防止することを目的に，より学習しやすい形のパッケージである「モジュール」（☞用語解説）を開発し，フィールドワークによる効果の検証，普及に尽力しました。そして1988年の初来日以来，日本のSSTの普及にも非常に貢献しています。

6）東海岸のベラック

ベラックたちも1970年代から実践と研究を重ねています。彼らの主なフィールドは居住型福祉施設でした。居住型福祉施設といっても，アメリカでは閉鎖病棟なみの環境のところもあるらしいので，かなり障害の重い人たちを対象にしていたのではないかと思われます。だからこそ，「スキル」を「ステップ」に細分化した，非常に明快で学習しやすい方式を開発したのでしょう。

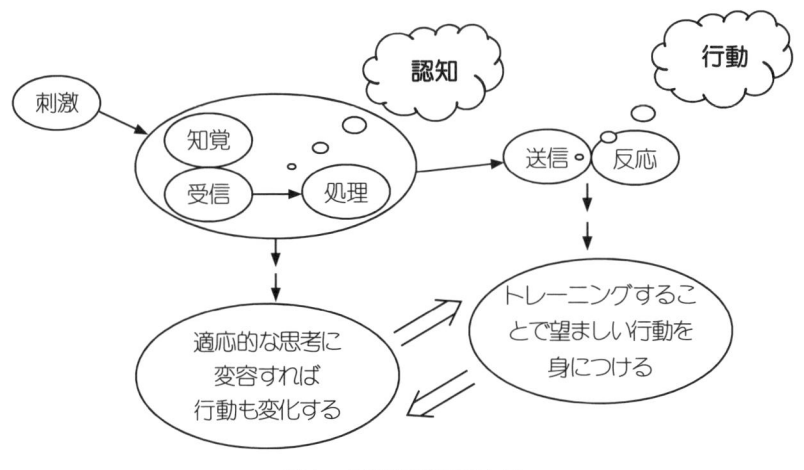

図1　認知行動療法とは

　『わかりやすい SST ステップガイド』（以下『ステップガイド』）の原著初版は1997年で，2000年に日本で翻訳出版され，2004年にベラックが初来日しました。その後『ステップガイド』は改訂新版も出て，日本でもステップ・バイ・ステップ方式に対する関心が高まっています。

　このように，同じ時期に異なる場所で SST に携わっていた2人ではありますが，どちらもソーシャルスキルを学ぶ方法で，学習理論を用いた認知行動療法の一技法であるということにかわりはありません。

3．認知行動療法とは

1）「認知」とは？

　まず図1をご覧ください。

　私たちの外界にはさまざまな「刺激」があります。それを見たり，聞いたり，においをかいだり，さわったり，つまり「知覚」という形で「受信」します。次に，「受信」したものを理解したり解釈したり，さまざまな選択肢

の中でどれを選ぶかなどを考える「処理」の過程があります。この部分が，いわゆる「認知」です。なお，ここで言う「認知」は感情や思考や状況把握といったことにまつわるもので，後ほど説明する，より生物学的な「認知機能」とは異なりますので，ご注意ください。

「処理」の結果選択されたものが「送信」される，つまりなんらかの「反応」が起きます。この部分がいわゆる「行動」です。

たとえば，朝歩いていたら，向こうから知り合いがやってきたとしましょう。私は相手を見て，「○○さんだ」と知覚，受信します。ここで，どうしようかなと考えるわけです。あいさつしようか，無視しようか，視線をそらしてしまおうか，しゃがんで靴のひもを結んでいるふりをしようか，などなど，いろいろな選択肢が浮かぶかもしれません。その中で社会的に適切な行動は，相手の方を向いて，にっこりほほえんで，「おはようございます」と軽く頭を下げて通り過ぎるということだろうと選択して，そのような行動を起こす，といった結果になるわけです。

2）認知療法と行動療法

たとえば，対人不安が強くて人に話しかけることが難しいといった場合，どういう状況で不安が起きるのか，どんな考えや感情が生じているのか，自分にはどんな考え方や思考のクセがあるか，といった面に重きを置いて扱うのが認知療法の考え方です。それらを分析して，もっと別な見方はできないか，その不安は本当に正しいか，など，考えや感情面に注目して，その幅を広げたり修正したりします。その結果，「私はあの人に嫌われているという理由をさがしては不安になっていて，話しかけることができずにいたけれど，よく考えてみたら，会えばにっこりしてくれるし，仕事を手伝ってくれることもあるから，別段私のことを嫌っているということもないかもしれない」というふうに不安が減れば，次には少し自分から声をかけられるというふうに，行動が変容するわけです。

「認知が変容すると行動が変容する」という考え方が１つあって，その認

知の部分に特にウェートを置いてアプローチしていくのが,「認知療法」と言ってよいでしょう.

それでも,認知が扱いづらかったり,変容しにくかったりという場合もあります.いろいろ考えていても実際に行動に踏み切らないことには何も変わらないという考え方もあります.そういう場合には,まずあいさつをするとか,話しかけるといった行動面について分析し,トレーニングや治療の計画を立てて,実際にその行動を試してみることになります.やってみたら相手がにっこりほほえんでくれて,「ああ,大丈夫だった」と不安が下がるというふうに,行動したら認知が変わるということもあります.

このように,行動面を特に重視してアプローチするのが「行動療法」ということになります.新しいやり方で行動してみたことで,相手から好ましい反応が返ってきた,それによって自分の感情が変容していく,という部分が行動療法を源流とする SST では重視されてきました.

3) 認知行動療法とは？

非常におおまかに言うと,この両方を組み合わせて,認知と行動の両面を扱っていくのが「認知行動療法」です.

重症の精神障害の方は,認知の部分だけにアプローチしても,望ましい行動を身につけることに関してはなかなか成果が上がりにくいと言われていて,行動面にまず注目して,実際にやってみて,そこでの変化を感じてもらう方が効果が出やすいようです.目で見て,その場で感じられることの方が効果を得やすいとも言われています.実際の場面であれば他者からの強化が受けられて,「やればできる」という自己強化もできて,そのことが本人の行動のレパートリーになっていく,という考え方です.

4) 認知行動療法における SST の位置付け

図2のように,認知行動療法にはさまざまな技法があって,対象者の目標に合わせて技法を組み合わせ,治療プログラムを作ります.SST はその中

```
       認知再構成法   問題解決法    リラクセーション法
         認知行動リハーサル    ブレインストーミング
          ロールプレイ   モニタリング   スケジューリング
           アサーション   SST    読書療法    外在化
            モデリング   曝露反応妨害法   系統的脱感作
                         その他
```

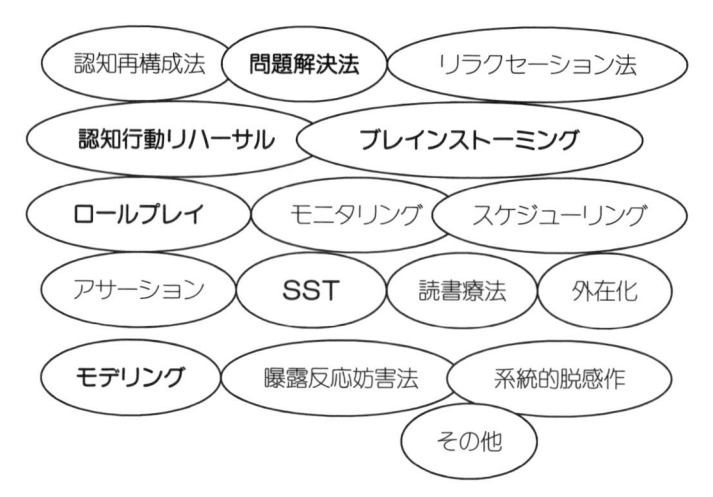

図2　認知行動療法におけるSSTの位置付け
（伊藤絵美（2005）より引用・著者が一部改変，太字は著者）

の1つです。

　図2の中で太字になっているものがあります。**問題解決法**（☞用語解説），認知行動リハーサル，**ブレインストーミング**（☞用語解説），ロールプレイ，モデリングですが，これらはSST固有の技法というわけではなく，本来は認知行動療法という大きな枠組みの中の技法であって，SSTにもそれが援用されているということになります。このように考えていくと，SSTは「認知行動療法の技法を1つのパッケージにまとめたもの」と考えられます。

　たとえば，「問題解決技能訓練」をSSTの中で行うことを考えた場合，SSTの技法として「問題解決」があるというよりは，認知行動療法の枠組みの中に「問題解決法」という技法があって，それをSSTで用いると非常に効果があるということになります。このように考えると，ただ単にメンバーのその場の問題を解決するのが問題解決セッションの目標なのではなく，その手順そのものを学習し身につけてもらうことが大きな目標なのだと，よく理解できるのではないかと思います。

　このように，それぞれの技法のルーツを踏まえたうえで，SSTの中で活

ソーシャルスキルの概念

●リバーマンたちによると……	●ハーセンとベラックによると……
お互いに助け合うという関係を維持し深めていく，社会的で感情的な対人行動。共同体の中での暮らしを維持し，容易なものにする助けとなるもの。	対人交流の中で，肯定的および否定的な感情を表現でき，しかもその行動の結果として社会的強化（social reinforcement）を失わずにすむ能力のこと。

用していくことができれば，リーダーとしての視点が非常に明確になって，技法も生きてきやすいのです。ですから当然，最初に技法があってそこにメンバーをあてはめるということではなく，そのメンバーに合った技法を，きちんと理解したうえで提供し，さらには，なぜこの技法を使うかということをメンバーに説明できるようでなければならないと考えます。

4．ソーシャルスキルの概念とSSTのスタイルの違い

1）ソーシャルスキルの概念

　リバーマンたちのソーシャルスキルの概念の定義でよく耳にするのが，「お互いに助け合うという関係を維持し深めていく，社会的で感情的な対人行動。共同体の中での暮らしを維持し，容易なものにする助けとなるもの」というものです。

　一方，ベラックたちの定義は「対人交流の中で，肯定的および否定的な感情を表現でき，しかもその行動の結果として社会的強化を失わずにすむ能力のこと」とされています。

　2人の立場の違いがありますので，ウェートの置き方やニュアンスの違いはあるかもしれませんが，どちらも同じことを言っているというのは，お気づきになると思います。ソーシャルスキルというものはコミュニケーションや感情表現にまつわる行動全般をさしていて，それをご本人にとって不利に

ならない形で発動できるようにしていくことが大切だ，というわけです。

2）求める治療者像

リバーマンはエネルギッシュでありながらとても温かい雰囲気の人で，ウォーミングアップのゲームなどは自分も楽しんで飛び跳ねてやっています。ベラックは物静かで，冷静で，黙っていると少し神経質な印象を受けますが，実際はとても温かみのある方で，ユーモアも持ち合わせています。治療者としての温かさというところでは変わりませんが，リバーマンは「パワフルなカリスマ的治療者」，ベラックは「緻密な研究者でありながら温かく寄り添う治療者」といったような，キャラクターの違いはあると思います。

それが反映されているのは，2人の述べる治療者像ではないでしょうか。リバーマンは，SSTのグループというのは「学校と宗教の伝道集会の中間ぐらい」と言っていて，治療者（リーダー）は，指導的な部分やリーダーシップを持ち，なおかつ温かく迎え入れ，抱える部分もあわせ持っているというイメージのようです。「治療者はカリスマ的にさえなったりすることを恐れてはいけません」と言っているのは，メンバーに対して「これがいい」と思うものをきちんと提示していける，よい意味で自信を持ち毅然とした治療者像があるのだと思います。

一方ベラックは，「治療者はよい指導者，よいコーチのようであるべきだ」と言っています。

ニュアンスの違いはあるにしても，2人とも，治療者（リーダー）のリーダーシップを強調しています。

3）SSTのスタイル

SSTのアプローチとして，リバーマンは，患者さんその人自身を何とかしてあげようとしているように感じます。これに対してベラックは「スキルの欠損」に非常に注目していて，ソーシャルスキルの障害部分をいかにカバーして学習しやすくするかというところを追求している印象があります。で

すから，それぞれの特徴に基づく SST の技法上の違いは多少あるにせよ，患者さんの生活の質を高めようとか，希望をかなえる手助けをしようとか，希望志向的でサポーティブであるとか，目指しているところは変わりありません。両者の SST の技法の用い方や，セッションの進め方の違いなどについては，この後の理論学習や演習などを通して，確認してまいりましょう。

4）2つのスタイルを組み合わせることは可能か？

2つのスタイルの SST を組み合わせて実施したり，同時並行で行うことは可能か，という質問をしばしば受けます。これに対しては，「構造が違うので難しい」とお答えしています。

後ほど詳しくご説明しますが，私は，グループ全体で共通した目標が設定できるような場合にはステップ・バイ・ステップ方式が，メンバーの目的が最初から個別化されていて，共通の要素がないような場合にはリバーマンのスタイルが合う，というふうに考えています。進め方の手順も若干異なりますので，同じグループ内で，このメンバーにはリバーマン方式，別のメンバーにはベラック方式とやっていくとすると，やってやれなくはないのですが，セッションの構造や進め方が非常に煩雑になってしまって，それぞれの特徴や，それによって生じるグループ全体の力動のよい面が生かしにくくなってしまいます。

ただし，リバーマン方式で実施している中でも，メンバーの学習に効果的と判断した場合は，学ぼうとしている技能を「ステップ」という要素に分解して提示するといったように，ベラックの考え方を補完的に用いるというのは，非常に役立つと考えています。それはまさに行動形成が行われるということです。

もちろん，このグループにはどちらのアプローチが合うかという見きわめは，グループ開始前のアセスメント作業の1つとして，必ずしておかなくてはなりません。

セッションの展開の違い

●「基本訓練モデル」として日本で普及しているセッションの展開	●「ステップ・バイ・ステップ方式」の特徴
① 事前に動機付けや長期目標・短期目標の同定・合意を行う。	① 事前のアセスメントにより，全体のプログラム（＝カリキュラム・メニュー）と指導計画を作成。
② 毎回グループの目的・方法を説明。	② 学習するスキルはいくつかのステップで構成されている。
③ 各参加者に問題場面の設定を求め，ドライラン。	③ 学習するスキルはカリキュラム・メニューに沿って提示。
④ そこからよりよいものに形作っていく。	④ スキルやステップの意義を解説し，グループ全体へのモデルを提示。
⑤ コミュニケーションの個別性に合わせて言語表現（＝送信）の仕方を工夫する。	⑤ 参加者は最初は（原則として）モデルに準じて練習するが，次第に個別の練習内容へと発展。
⑥ 全体に共通して提示されているのは6つの手がかり（＝ポスター）である。	

5．セッションの展開の違い

前にもお話ししましたように，原則として基本訓練（モデル）もステップ・バイ・ステップ方式も，セッションに含まれる要素は同じです。

1）基本訓練（モデル）の展開
① 日本で普及しているセッションの進め方

日本で普及した基本訓練（モデル）のセッションは，おおむね次のように進められています。

まず，事前に長期目標・短期目標を合意してセッションがスタートします。そして，毎回のセッションでグループの目的や方法が説明された後，「今日

```
よいコミュニケーションのための6つの手がかり

  ① 視線を合わせる
  ② はっきり大きな声で
  ③ 身を乗り出して話す
  ④ 手を使って話す
  ⑤ 明るい表情
  ⑥ 話題が適切
```

図3　日本で普及しているポスターの例

練習したいことがある人はいますか」「あなたは今日どんなことを練習してみたいですか」といった具合に，課題場面の設定をします。そこで，1回目のロールプレイ（**ドライラン（☞用語解説）**）で現状を見せてもらって，そこからよりよいものへと形作っていきます。

　主に扱うのは，言語表現と送信の仕方の工夫ということで，5つか6つの手がかりが示された図3のようなポスターが提示されます。

②リバーマンのオリジナルセッション

　リバーマンたちのセッションは，きわめて詳細で複雑，かつダイナミックなものであって，リーダーが明確にリーダーシップを発揮するスタイルです。

　参加メンバーそれぞれが，目標達成に向けてどういう行動を学んでいくかという，個別のプログラミング，治療計画が作られていて，それが現在どこまで進んでいるか，前回はどんな練習をして，どんな宿題を持ち帰って，結果はどうだったかという資料をリーダーがすべて持っています。そのうえで，メンバーに「今日のあなたの練習は何をしましょうか」と聞くわけです。「何をしたいか」ではなく，「何をするべきと思うか」。それに対してメンバーが，「自分の目標はこれこれなので，今やるといいのはこういう練習だと思う」などと答えます。それが適切であればリーダーは，「私もそう思う。それがあなたの目標に向けて，今の段階でやっておくとよい練習だと思う」などと言って強化します。あるいは，「別のこういう練習もあるが，今日は

表1　リバーマンたちが使っていたポスターの内容の例

Personal Effectiveness	スキルを効果的に使うポイント
eye contact	視線
facial expression	表情
posture	姿勢
gestures	ジェスチャー
voice loudness	声の大きさ
speech tone fluency	声の調子と話のなめらかさ
speech content	話の内容や言い方の工夫

どちらを練習することが今のあなたにとって必要だと思うか」というふうに聞いていきます。自分の目標を覚えているか，それに対して適切な練習を選択できるか，などを尋ねることによって，受信と処理のトレーニングもしていることになります。

　このように練習を組み立てて，ドライラン，フィードバック，追加のロールプレイ，宿題という流れを各メンバーについて行っていくので，セッション開始当初から非常に個別的な練習が展開されますし，ロールプレイのあり方も，グループ全体を巻き込んだダイナミックなものとなっていくのが，リバーマンたちのやり方の特徴です。

　③ ポスターと宿題カード

　日本で普及しているポスターは，もともとはリバーマンたちが宿題カードの手がかりとして，ごくシンプルに示したものだったようです。表1の左側がその内容で，日本語にすると，「視線」「表情」「姿勢」「ジェスチャー」「声の大きさ」「声の調子と話のなめらかさ」「話の内容や言い方の工夫」ということになります。

　このように，限局的にではなく，視線なら視線という普遍的なものとして「これに注意しなさい」という意味で提示されています。「その場面に応じて用いる」というのがソーシャルスキルの重要な点ですから，視線をいつでもぴったり合わせていればよいというわけではありません。表情にしても，い

つも明るければよいというわけではなく，話の内容や状況に合わせていろいろ変化させることが必要でしょう。声の大きさにしても，「はっきり大きな声で」というのがいつでもよいわけではなく，1対1で深刻な話をする場合だと，少し低目の小声が適切，というようなこともあります。そんなふうに応用がきかせられる普遍的なものとして，もともとは提示されていたのです。

リバーマンたちの宿題カードは，常に携帯して，スキルを発動したり，宿題を思い出すための手がかりとして用いられていたようで，こちらには，「一般的に適切である可能性が高い非言語的行動」ということで，「明るい表情」とか「はっきり大きな声で」というふうに具体的に書かれています。どうもこの宿題のカードに書かれた内容の方が，日本ではポスターとして普及してしまったのではないかと思われます。

2）ステップ・バイ・ステップ方式の展開
① アセスメントからスキルの抽出まで

最初にアセスメントを行うのは，基本訓練（モデル）とまったく同様です。ただし，個人をアセスメントした後に，グループに対してのアセスメントがなされる点が違っています。つまり，グループ共通の目標や**技能群**（☞**用語解説**），スキルが抽出できるかどうかのアセスメントということです。

ここで，グループの共通目標，技能群，その技能群の中のどのスキルを何回で，どんな順番で指導するかという「カリキュラム・メニュー」，さらに，個人に対してどのような練習内容を立案するかという「指導計画」が作成されます。ここで学習する各スキルは，言語的なもの，非言語的なもの両方を含んだ「ステップ」という行動要素に細分化されています。各セッションで学習するスキルは，事前に作成された「カリキュラム・メニュー」に沿ってリーダーが提示し，「今日はこのスキルをみんなで学習します」というふうに進んでいきます。

② モデルの提示

セッションは，その日学習するスキルの意義解説，ステップについての話

し合い，グループ全体へのモデル提示，と進みます。最初にモデルを全体に示すところがステップ・バイ・ステップ方式の1つの大きな特徴です。共通のスキルが素材になっていますので，まずスキルの使用例として提示するというわけです。

全体へのモデル提示は非常に重要なもので，このモデルを組み立てるのがとても大変な作業です。ぶっつけ本番でやるなどというのはもってのほかで，慎重に練り上げられるべきものです。なんといっても，生活環境も能力もそれぞれに違うメンバー全員に役立つモデルでなくてはいけないわけですから。

参加メンバーは原則として，最初はモデルと同じ内容を素材にしたロールプレイで，そのスキルのステップを学習します。これはおそらく，ベラックたちが対象とした人たちの障害がかなり重く，すぐに個別の課題で練習を組み立てることが難しかったためではないかと思います。

しかし，メンバーによってそのスキルを用いる相手が異なってきますし，ポスター（表1）で示した非言語・言語随伴的な行動要素，あるいは各ステップについても学習するべきターゲットが違ってきます。また，受信・処理・送信のどの部分に着目して練習を進めるかといった点も，個々で異なります。そこで，セッションが進むにつれて，同じスキルを素材としながらも，それぞれの練習は各自の目標や生活場面に沿った内容として組み立てられ，個別性を重視したものになります。このあたりについては，明日の演習で皆さんにも体験していただく予定です。

6．ステップ・バイ・ステップ方式の特徴

1）関連あるスキルのまとまりである「技能群」

まず第1点は，技能群，つまり関連のある領域の中に，いくつかのスキルが含まれたまとまりが示されている点です。各技能群は，『ステップガイド』の下巻にあるように，「4つの基礎的技能」「会話技能群」「自己主張技能群」「対立の処理技能群」「地域生活技能群」「友達付き合いとデートの技能群」

「健康維持技能群」「就労関連技能群」「アルコール・薬物乱用を避ける技能群」という大きなカテゴリーに分かれています。

　これは，リバーマンたちのモジュールに近いような形ではないかと私は考えています。一例を挙げると，リバーマンたちの著書『精神障害者の生活技能訓練ガイドブック』の中に，「友好とデート技能モジュール」というのが出てきますが，その内容はベラックたちの「友達付き合いとデートの技能群」とほとんど同じもので，たとえばその中には「相手をほめる」というスキルがあり，さらにそれがいくつかのステップ（1．相手をみる，2．相手のよいと思うところを伝える：具体的に，3．好意的な声の調子と表情を用いる）に分かれています。このようなステップから構成されたスキルがいくつか集まっていて，それを順々に学んでいくことで，友達作りや異性との交流に役立つ学習パッケージとして提示されています。

　こうなってくると，どちらも同じものではないかとさえ思えてくるほどです。ただ，リバーマンたちのモジュールよりも，ベラックたちのステップ・バイ・ステップ方式の方が，スキルをステップに細分化するやり方についてはかなり厳密で洗練されている印象を受けます。ベラックたちの考え方は，もともとリバーマンたちが行っていた，非常にダイナミックなコミュニケーションスキルのトレーニングと，モジュールとの，ちょうど中間ぐらいの感じではないだろうか，というのが私のイメージです。

2）「スキル」という概念

　2点目は，毎回のセッションで学習する標的行動は特定の「スキル」である，と明確に提示している点です。限定的な「場面」を学習するのではなくて，「スキル」という概念そのものを学習していく考え方と言えるでしょう。そうすることで，スキルの使い方に幅を持たせることができ，いろいろと応用がきかせられるので，実際の生活の中でとても役立ちます。

3）ステップへの細分化

さらに3点目としては，その「スキル」をいくつかの「ステップ」に細分化していることです。行動をいくつかの要素に細分化して，1つずつ学んでいくということは，まさに行動形成そのものですから，重い慢性の精神疾患をもつ人たちにとっても，学習しやすいスタイルと言えるでしょう。この点が，ステップ・バイ・ステップ方式のもっとも大きな特徴と言えるかもしれません。

7．まとめ

1）「受信・処理・送信」技能の捉え方

ここで，受信・処理・送信技能の観点から，もう一度リバーマンとベラックのスタイルを比較してみます。

「受信・処理・送信」の，送信部分を学習する方法が基本訓練（モデル）である，という捉え方がありますが，これは少し違っています。ソーシャルスキルのアセスメントにおいては，受信・処理・送信の3つの技能を，便宜上1つずつ分けて考えますが，1つのソーシャルスキル，コミュニケーション行動としては統合的なものですから，その練習にあたっても，やはり統合的に扱っていくことになります。

リバーマンたちの書いたものをよく読むと，ドライランの後，追加のロールプレイをする際に，受信や処理についてのアセスメント，さらに強化のための質問やコメント，といった手順を踏んでいることがわかります。

たとえば，やりとりにおける受信が正しくなされたかについてであれば，「相手役は何を話していたか」「どんな気分だったと思うか」など。あるいは，自分のやるべきことをきちんと認識しているかという側面から受信技能を評価するのであれば，「ここでのあなたの目標は何だったか」など。それに対して主役メンバーが適切な答えをすれば「その通り。自分がどうしたらよいか注意深く考えることができていてよい」といったフィードバックをして強

まとめ：ステップ・バイ・ステップ方式の特徴

- 各メンバーのアセスメントからグループ共通の「技能群」「スキル」を抽出し，「カリキュラム・メニュー」が作成される。
- 学習する「スキル」はいくつかの「ステップ」で構成され，明示されている。
- グループで共通の「スキル」を素材としているため，セッションの進め方は従来のものより構造化され，若干改変されている。

⇒認知機能障害をもつ人たちに，より有効な指導方法が展開されている。

化します。これが，受信に対するアセスメントと強化です。

また，ドライランにおいて，たとえばデートに誘ってみたが「その日は都合が悪い」と相手役に言われた場合，「あなたとしては，そこでどうしたらよかったと思う？」などと治療者が質問します。ここで，メンバーの処理技能，つまり問題解決能力が問われることになります。メンバーが「他の曜日を提案してみる」と答えると，「その方法のメリットはどんな点か」などと治療者はさらに質問を重ね，いわば「ミニ問題解決技法」のようなやりとりがなされていきます。そこで検討した結果をもとに，新しい行動を取り入れて追加のロールプレイへと進み，送信のトレーニングに入っていくことになります。

このように，基本訓練（モデル）の手続きの中では，受信・処理から送信へという練習がしっかり行われています。リバーマンのスタイルであろうと，ベラックのスタイルであろうと，SSTを実施していく際には，こうした視点をしっかり持っておくことが必要です。

2）もう一度，リバーマンとベラックのスタイルについて

ここまでお話ししましたように，ステップ・バイ・ステップ方式は，共通のスキルを素材にしながらも，セッションが展開するにしたがって，きわめて個別性の高い練習内容になっていきます。この点はリバーマンのスタイル

とまったく変わりません。ともかく，SSTの標準的な手順としてまとめられたものが基本訓練（モデル）であって，その点ではリバーマンもベラックも違いはない，と言えます。

　結論としては，ステップ・バイ・ステップ方式と基本訓練（モデル）は別のものという認識は大きな誤りということになります。ステップ・バイ・ステップ方式がより構造化されているのは，グループ全体で，共通のスキルを素材とするという特徴のためです。ここが，従来のSSTとの大きな違いですが，このような構造は，これからお話しする統合失調症をもつ人たちの認知機能障害を考慮した，より有効な指導方法と言えるでしょう。

Session 2

統合失調症の認知機能障害とは？

1.「認知」と「認知機能」

　ここでは，統合失調症をもつ人たちの認知機能障害についてお話ししていきます。皆さんが普段接していらっしゃる患者さんたちを思い浮かべながら聞いていただければよいでしょう。

　統合失調症の障害の本質といった点で，最近，特にこの認知機能障害がトピックになっています。認知機能とは，「自己と自己を取り巻く世界を理解し，学習し，概念を作る活動にかかわる要素全般のこと。外界からの情報を知覚し，加工し，貯蔵し，それを利用する一連の情報処理過程の総称」とされていて，前頭葉や側頭葉の機能低下が認知機能障害を引き起こしていると言われ，神経心理学的な検査により検出されるものです。認知機能障害とは，この情報処理過程における何らかの障害を意味するもの，ということになります。

　そういうわけで，「認知機能」は，認知行動療法のところでお話しした「認知」とは異なるものです。認知機能は，もっと生物学的で機能的なもの，そして，脳の中で起こっている微細な出来事であって，おおまかには「頭の中で起きる情報処理のプロセス」と言えるかと思います。

　この部分に障害があると，物を見たり聞いたりして，それがどんなことか考え，行動を選択・実行したり，新しいことを覚えたり，学習するといった

一連の作業が，どこかで滞ってしまうことになります。

2．統合失調症をもつ人の認知機能障害の特徴

1）注意，記憶，実行機能の障害

認知機能の中でも，特にこの部分に障害が見られることが多いと言われています。この点については，後ほど少し詳しくご説明します。

2）障害パターンの個人差

同じ統合失調症という診断がついていても，症状も問題もさまざまなように，認知機能の種類自体も非常にたくさんあるので，障害のパターンも個人差が大きくなっています。さらに，個人の資質や脆弱性も影響すると思われます。

3）発症前の障害

一般的に，発症前，つまり陽性症状が顕在化する前から軽度の認知機能障害があると言われています。認知機能に問題のあるお子さんに統合失調症の発症率が高いという追跡調査があって，特に注意機能は，発症を予測する指標になるのではないかと言われたりもするようです。統合失調症のお子さんを持つ親御さんの中には，「何がとはっきり言えないが，小さい頃からどこか他の子と違うと思うようなことがあった」と話される方が結構おられるので，やはり発症前からなんらかの，微細な障害というのがあるのかもしれません。

4）薬物療法との関係

発症から薬物療法を受けるまでの期間が長いほど，認知機能障害は顕著となります。つまり，未治療の期間が長いほど，認知機能障害は重く現れ，改善が困難になってしまうということです。

統合失調症における認知機能障害の特徴

- 注意，記憶，実行機能などに障害が見られる。
- 障害のパターンは個人差が大きい。
- 一般的に陽性症状が顕在化する前から軽度の認知障害が認められる。
- 発症から薬物療法を受けるまでの期間が長いほど，認知障害は顕著となる。
- 認知障害は，社会生活機能・職業機能・自立生活に大きく影響する。

5）認知機能障害の与える影響

認知機能障害は，社会生活機能・職業機能・自立生活に大きく影響します。家庭や学校や職場の中で何らかの役割を持つ，友達との関係を作るといった社会生活機能，仕事にかかわる職業機能，一人暮らしや仕事を続けていく自立生活などがうまくいかなくなる原因になる，というわけです。

このように考えていくと，認知機能障害があることによって，非常に生活がしづらくなることがおわかりいただけるでしょう。

3．認知機能障害から生じる行動上の特徴と問題

1）知覚機能の障害

認知機能の1つである知覚機能は，外界からの刺激である物事や出来事を正しく見たり聞いたり，つまり正しく受信する機能です。したがって知覚機能が障害されると，見聞きした刺激内容を誤って受け取ってしまうことが起きやすく，見聞きする幅も非常に狭まります。いわゆる見間違いや聞き間違いがひどくなると，外界現実の受けとめも誤ってしまうわけですから，幻覚，幻聴，あるいは妄想といった症状につながっていく可能性も高いと言えるでしょう。

2）注意機能の障害

これにより，注意を幅広く向けたり移動させたりということが困難になります。1つの刺激に注意を向けたら，そこに集中してしまって周りが見えにくくなってしまう，別なところにも注意を払おうとすると，前に注意を払っていた部分がおろそかになってしまう，といった具合です。

たとえば，向こうから歩いて来た人にすれ違いざまにぶつかってしまう，といったことが起こります。これは，注意を払える範囲が狭くなっていて，自分の足元に注意が集中してしまい，隣を通る人にまでは注意が配れなくなっているからです。障害を理解されなければ，「ぶつかってきて謝りもしない無礼な人」と誤解を受けてしまいかねません。

3）実行機能の障害

いわゆる処理機能に関連する部分です。複数の課題を処理したり，プランを立てて問題解決するという部分に困難が生じます。デイケアの料理プログラムの場面などを思い浮かべてみてください。

また，突発的な出来事への対処しにくさもあります。たとえばデイケアに行くとき，途中の駅で電車が止まってしまった場面を考えてみましょう。私たちであれば，「とりあえず病院に電話で連絡を入れてから，別の交通手段を探す」などというように，複数の案やその組み合わせが浮かんでくるものですが，実行機能に障害があると，これが難しくなります。いろいろな選択肢が考えられず，1つの方法がだめになるとどうしてよいかわからなくなってしまうので，突発的な出来事への対処はきわめて困難です。このあたりが理解されないと，「なぜきちんと連絡をしなかったのか」と責められてしまったりします。

さらには，曖昧な状況への弱さもあります。たとえば「あれを適当に片付けておいて」というような指示だと，混乱して対処不能に陥ってしまうのです。「テーブルの上のペットボトルを冷蔵庫にしまってくれる？」というように具体的に指示しないと，頼んだ方も頼まれた方も，困った事態になってし

まったりします。

4）記憶機能の障害

　記憶の領域のうち，子どもの頃の思い出や自分の誕生日など，エピソード記憶と呼ばれる部分は割合よく保持されていると言われます。けれども，短期記憶，特に「ワーキングメモリー」と言われる領域の障害は重いようです。

　ワーキングメモリーは，「心の黒板」とか「脳のメモ帳」と呼ばれる部分です。たとえば，ダイヤルを回す間だけ電話番号を覚えているといったように，すぐに記憶して，それを一時的に保持し，必要に応じて呼び出すという機能です。

　「数唱」という検査の中の「順唱」では，検査者が言った数字をそのまま繰り返してもらいますが，統合失調症をもつ人では，4桁あたりから誤答が生じてくることが多いように思います。数字を逆の順で言ってもらう「逆唱」になると，まず数字を順に覚えてそれをキープしたまま，逆の順番に読んでいくという二重の記憶になるので，そうなると3桁でも失敗が見られる場合もあります。したがって，8桁程度の電話番号であればメモする前に忘れてしまう，ということが起こりうるわけです。仕事の場面などでは特に，適応が難しくなってしまいます。

　いろいろな機能の障害について解説しましたが，統合失調症をもつ人すべてにこれらの障害が見られるということではなくて，障害が大きい部分と小さい部分，あるいは障害されていない部分の組み合わせは，非常に個人差が大きいと言われています。

5）記憶機能の障害から考えるロールプレイの意味

　一方，「手続き記憶」，つまり体で覚える記憶は，統合失調症をもつ人においてもかなり保たれているとされています。以前バレー部の選手だったという人は，病気になった後でもやはりバレーボールが上手です。自転車の乗り

認知機能障害から生じる行動上の特徴

知覚機能：見間違え・聞き間違え。⇒　ひどくなると幻視・幻覚・幻聴など。
注意機能：注意を配れる範囲がせまくなる。集中力が持続しにくくなる。
実行機能：同時に複数の課題を処理することや突発的な出来事への対処が困難。曖昧な状況への弱さ。
記憶機能：記憶できる範囲がせまくなり，保持しにくくなる。

方とか，ネクタイの結び方なども，初めは1つひとつの手順を意識しながら覚えるものですが，毎日やっているうちに頭で考えなくてもできるようになってきます。

このように，体で覚えた記憶は「覚えやすくて忘れにくい」という特徴があります。SSTにおいて「ロールプレイで練習する」，つまり体を使って練習する意味はここにもあります。

私はSSTのメンバーに，「しばらく自転車に乗っていなくても，乗ってみると体が覚えていてすぐ乗れますよね。それと同じで，SSTで学ぶスキルも頭で考えるだけよりも，ロールプレイや宿題で実際にやってみる方が覚えやすいし，そうやっていったん覚えたものは忘れにくいものです。もし忘れたとしても，思い出しやすくなります。だからここではロールプレイで実際にやってみる，という方法を使います」などと説明することにしています。

4．まとめ

以上のような認知機能障害を抱えている人たちは，情報の速やかな処理，重要な刺激とそうでない刺激の識別，集中や注意の焦点付け，それらの維持が非常に困難です。ストレスのかかる場面や複雑な課題場面に遭遇すると，対処困難に陥りやすいといった特徴もあります。また，短期の言語性記憶，つまり耳で聞いただけで記憶することが苦手ですし，ワーキングメモリーの障害が重篤です。推理・判断力，問題解決力にも弱さがあります。これらの

まとめ：統合失調症をもつ人の認知機能障害に見られる特徴

情報処理＝（思考・学習・記憶に必要な能力）＝認知機能

- 情報をすばやく処理できない。
- 重要な刺激とそうでない刺激を識別するのが苦手。
- 集中や注意の焦点付けおよびそれを保持することがしづらい。
- ストレス下や複雑な課題場面において注意を向けることができない。
- 短期の言語性記憶（ワーキングメモリーなど）の障害
- 推論や問題解決能力の低さ。

⇒社会的行動や社会的役割の遂行能力が障害される：予後にも大きく影響する。

結果として，社会的行動や社会的役割の遂行が非常に障害されますし，予後にも大きく影響します。

このように，統合失調症をもつ人たちは，さまざまな面で生活のしづらさを抱えた人たちと言えるでしょう。

ベラックたちは，認知機能障害についての研究も多く行っていて，統合失調症における障害の質や内容，あるいは障害があっても保たれている部分に着目し，それらを踏まえた指導技法を構造化したのが，ステップ・バイ・ステップ方式なのです。この点を理解しておけば，SSTの技法を用いるときに，リーダーとして，認知機能障害のどの部分に注目し，どのような効果を期待してその技法を使うのかを意識しやすくなります。たとえばモデルを提示する場合にも，特にどの点に留意して提示したらメンバーに理解してもらえるか，学習しやすくなるかを考える手がかりになるでしょう。メンバーの障害や保たれている力を見きわめ，用いる技法の意義を理解し，それぞれにフィットした技法を提供することで，より効果的にSSTを展開していくことができます。

Session 3

演習:メンバーの認知機能障害に対する工夫

　ここで「メンバーの認知機能障害に対して,SSTのセッションでどんな工夫ができるか」というテーマで演習をしていただきます。A～Cの課題場面ごとに3つのグループに分かれて,ブレインストーミングをしてください。後で発表していただきますので,発表者を決めておいてください。よろしいですか? では始めてください。

課題場面A:あなたはSSTのリーダー(またはコリーダー)です。あなたは今日のスキルのステップを解説し始めました。メンバーがより学習しやすいように,どういった工夫をしますか? 思いつくだけあげてみましょう。

課題場面B:あなたはSSTのリーダー(またはコリーダー)です。あなたは今日のスキルのモデルを提示します。メンバーがより学習しやすいように,モデルの提示中,あるいは提示前後,どういった工夫をしますか? 思いつくだけあげてみましょう。

課題場面C:あなたはSSTのリーダー(またはコリーダー)です。あるメンバーの1回目のロールプレイ(ドライラン)が始まろうとしています。ロールプレイの開始前・練習中・終了時に,主役のメンバーが学習しやすいようにどんな働きかけをしますか? また,ロールプレイを見ている他のメンバーに対してはどういった働きかけをしますか? 思いつくだけあげてみましょう。

Session3　演習：メンバーの認知機能障害に対する工夫　37

——　各グループでディスカッション——

1．スキルのステップを解説するときの工夫

　それでは，課題場面Aのグループから順番に発表していただきましょう。課題場面Aの文章をもう一度読み上げてから始めてください。皆さんは，他のグループの課題についても一緒に考えながらお聞きください。ではAグループの発表者の方からどうぞ。

>発表者A：まずは動機付けの面で，たとえば，仕事をしているメンバーだったら，仕事場面でこのステップを使うとこんなメリットがあるよ，などと具体的に例を出して伝える。次に，板書をする，ポスターにまとめる，しかも，大きく文字を書くなどの工夫をする。それから，リーダー，コリーダーとしては，長すぎず，簡潔に，ゆっくり，はっきりと説明をしていく。大事なところはきちんとこちらに注意を向けてもらうようなかかわりを心がける。そして，「**弁別モデリング**」（☞**用語解説**）などを入れて工夫をする。あとは，質問をしてもらえるような雰囲気を心がける。そして，参加者にもなるべく発言をしてもらうような心配りをしていくということです。

　たくさん出していただいて，しかも皆さんに聞こえるように，とてもはっきりした声で発表してくださって大変結構でした。

1）具体例を挙げる

　これは，3つの課題場面どれにとっても重要です。スキルを学習すること自体が抽象的な課題ですので，なるべくメンバーの生活に根ざしたイメージしやすい具体例で説明すると，学習の効果も上がり，動機付けも高めることができます。

2）視覚的手がかりを用いる

　板書をする，ポスターにまとめる，大きめの文字で書く，といったことは，知覚機能や注意機能の問題をもつ人の学習にとても有効です。視覚的手がかりを用いるのは，耳から入ってくる言語記憶が難しい人にはとても役立つことで，皆さんもすでにやっておられることだと思います。もちろん，簡潔に，ゆっくりはっきり言う，大事なことは繰り返し伝える，といったことも重要です。

3）注意を向けてもらうための工夫

　具体的には「これから説明するので，よく聞いていてください」と言ったり，板書やポスターを指さしていく方法があります。この場合，指さしながら「こちらを見てください」と声をかけないと，テキストなどに注意が集中していて，そのまま視線が上がらないでいる，ということがあります。「今はこちらを見てほしい」というときは，注意を移動してもらわなくてはなりません。私たちですと，ポスターに一度注意を向けて，その後テキストに書き込みをして，そうしながらリーダーの言っていることを聞いたり，と，協応動作がスムーズにできるのですが，統合失調症をもつ人たちは，先ほどもお話ししたように，注意の幅を広げたり，注意をタイミングよく適切に移動させるといったことが難しくなるので，注意を喚起するための工夫が必要になります。コリーダーがいれば，注意が向きにくいメンバーの側へ行って，「あそこを見てね」などと耳元で言うのも有効でしょう。

4）弁別モデリング

　弁別モデリングは，悪い例とよい例をさっとその場でやってみせて，比べてもらうというものです。弁別，つまり違いがわかる，ということですね。
　たとえば，「相手の顔を見る」というステップの場合，「〇〇さん」と声をかけているけれども相手の顔を見ない，というのと，「〇〇さん」と呼んでしっかり相手の方に視線を合わせる，というような，極端なモデルを2つ続

けて提示するわけです。そこでリーダーから「違いはどんなところですか？どちらが効果的ですか？」などと尋ねて，そのステップを用いることのメリットや用いないことのデメリットについて話し合うきっかけを作り，メンバーの理解を深めていきます。このような目で見える形で比べてみるとイメージがしやすいですし，グループの雰囲気が少しほぐれたりもします。

その際のモデルは，うんと下手な例と正確にきちんとできている例というように，大げさなくらい違うことが大切です。微妙な違いでは刺激が曖昧になってしまって，知覚機能の障害がある人にとってはその違いを正しく受信できません。提示は，先に下手なモデル，次に上手なモデルの順で行います。

また，弁別モデリングを用いる場合は，ステップのどこか1つの要素，特に非言語的あるいは言語随伴的行動について用いるとより効果的です。

5）質問してもらえる雰囲気作り

少し不安そうなメンバーに「よろしいですか？」などと声をかけるというのも1つの方法です。ただ，理解できているかどうかの確認であれば，「今，リーダーが言ったことを，もう一度言ってみてください」などと具体的に聞くとよいですね。「いいですか？」「わかりましたか？」だけだと，わりあい「はい」と答えてしまいがちだからです。

たとえば，「相手の顔を見る」というステップを説明した後，「よろしいでしょうか？」だけではなく，「さて，今，私は相手のどこを見ると言っていたでしょう」と聞いてみます。「顔」と答えが返ってくれば，きちんと理解してくれているとわかりますし，「あれ？　何だっけ？」という反応だったら，もう一度説明する必要があるとの判断になります。このように具体的な聞き方をしていくと，聞かれた側も答えやすいし，他のメンバーも発言がしやすくなるかと思います。

他に課題Aについて何かありますでしょうか。

講師2：よい意見が出ていますね。私が最近工夫しているやり方に，リーダーか

参加者の認知機能障害に対する工夫①：スキルのステップを解説するとき

- ゆっくり，はっきりと話す。
- 解説は簡潔に，あるいは大切なところは繰り返す。
- 一度に1つずつ解説する。
- ポスターやホワイトボードなど視覚的手がかりを利用。
  ⇒よく見える大きめの文字で書く。
  　ポイントになるところは色を変えたりマーキングする（＝注意を喚起）
  　声に出して読んでもらう。
  　解説しているステップを指差す。
- メンバーにとってイメージしやすい例を出して説明する。
- メンバーにもステップを使うことのメリット・デメリットを出してもらう。
- その場で弁別モデリングを見せる。
- 理解できているかどうかの確認をしながら進める。
  （例：リーダーがメンバーに「今，私はステップ○○のメリットはどんなことだと言ったでしょう？」と尋ねるなど）

ら一方的に説明するのではなくて，注意が向いていないなぁと思うメンバーに相手役になってもらい，他のメンバーには「ちょっと2人を見ていてください」と言って，各ステップのロールプレイを行う，というのがあります。

なるほど，いいアイデアですね。さらに自分だったらこうするとか，ご意見のある方はいらっしゃいますか？

2．モデル提示の工夫

では，課題場面Bに進めてまいりましょう。Bはグループ全体へのモデル提示の場面です。Bグループの発表者の方，まず，提示前の工夫についてお願いします。

1）モデル提示前の工夫

発表者B：まず準備段階として，メンバーに起こりそうな場面を素材にしたモデルを用意します。そして，その日学習するスキルはしっかり板書しておき，どのスキルのモデルかをメンバーにしっかり伝えます。理解しにくそうなメンバーがいたら，先ほどのお話に出ていたように，そのメンバーに繰り返して言ってもらったりして確認します。ロールプレイを始めるときには「今からやります。よく見ていてください」と，焦点付けをします。場面の説明やステップのポイントが理解できたかどうか確認しながら伝えます。リーダーとコリーダーとでモデルのロールプレイをするので，どちらが主役かわかってもらえるように，名札をつけるなどします。

たくさんの工夫を出してくださって，大変結構だと思います。

① モデル作りのポイント

グループ全体へのモデル提示のいかんによって，セッションの成否が左右されてしまいます。ですから，事前準備は絶対に欠かせません。行き当たりばったりでは，その後のセッションがすべて台無しになってしまいかねません。

私も，複雑な会話の技能を学習する場合ですと，長いやりとりをロールプレイで提示することになりますので，もう1人のリーダーと考えてきたことを持ち寄って，話し合って，1週間かけてモデルを練り上げることもありますが，それだけやっても失敗することがあるほどです。

モデルの内容としては，メンバーみんなに起こりそうでイメージしやすいものを考えることがきわめて重要です。たとえば，自分が女性だからといって化粧品のことを話題にしてモデルを提示しても，男性で慢性期のメンバーなどはまったくイメージできなくて，スキル学習以前の問題になってしまうでしょう。メンバー全員の生活に密着していて，実際に起こりうるもの，共通にイメージできて，現実から離れすぎず，それでいて場面限局的になりす

ぎない，そういう場面を素材として選択することが大変重要です。

②注意を向けてもらいやすくする

もちろん，板書やポスターを用いたり，メンバーに確認してみるなどして，これからすることを明確にしておくことが大切です。たとえば，リーダーとコリーダーが2人でモデル提示する場合，「スキルを使うのは，この2人のうちのどちらか」をメンバーに確認して，「スキルを使うのは私ですから，私の方に注目しておいてくださいね」と伝えるのはとても有効です。

「相手の話に耳を傾ける」などの受動的なスキル（相手の働きかけに応じるタイプのスキル）のモデルでは，たくさん話をするのは相手役になるので，スキルを使っている方ではなく，どうしても相手役に注目してしまいがちです。ですから，発表にあったような，スキルを用いる主役が誰かをわかりやすくするために名札をつけるとか，どちらに注目するかを確認するなどの工夫が必要になります。私がよくやるのは，スキルとステップを板書してある側に必ず主役が立って，「今からこのスキルを使うのは私です」と伝える方法です。

注意を向けてもらいやすくする工夫は，小さなことかもしれませんが，とても大事なことですね。

では，続いてモデル提示中の工夫についてお願いします。

2）モデル提示中の工夫

発表者B：全体から見やすい位置に立ちます。ロールプレイではゆっくり，はっきりと話し，簡潔に，余計なことは言わないようにします。グループによっては，ステップが多くてモデルのロールプレイが長くなるようなら，区切って見せます。それから，「今から始めます」「ここまでです」など，始めと終わりをしっかり示します。モデルを観察することに集中しにくいメンバーがいたら，コリーダーが横について，「今からモデルをやるから，見ていてね」と注意を促します。そして，もしモデルの内容をあまり理解してもらえてい

ないような場合は，もう一度モデルを見せます。

大変結構です，パーフェクトだと思います。

① 話し方のポイント

ゆっくり，はっきり，わかりやすく簡潔に話すのは，当然のことですがきわめて重要です。メンバーの注意をしっかりと引き付け，なおかつ情報として処理しやすい形で提示することになるからです。モデル提示に限らず，リーダーの進行すべてにおいて大切な要素ですね。ベラックたちが作成した「SSTリーダーの自己／他者評価チェックリスト」の中には，「大きすぎず小さすぎない声ではっきりと話す」という項目が入っています。

② モデル提示のポイント

場合によって，モデルをステップごとに区切って提示するのもよい工夫です。複雑なスキルになると，ステップが5つ，6つになってきますので，最初はステップごとに区切って提示しつつ解説して，それからもう一度通して提示するとか，あるいは，その逆や，通し→区切り→通しというように，何回か提示するのが必要な場合もあるでしょう。集中しにくい人には声をかけて注目してもらうのも，非常によい工夫です。

意外に忘れられがちなのが，ロールプレイの始めと終わりをはっきりさせるということです。これはメンバーのロールプレイでも同様です。始めるときは「では，始めます」「用意，スタート」，終えるときは「はい，ここまで」「終わりです」など，言い方はいろいろで構いません。

こういった視点の切りかえを，私たちはごく自然にやっているのですが，メンバーにとっては，リーダーが生身で話していることとモデルとして話していることの区別はなかなか難しい作業ですので，区切りを明確にするちょっとした工夫はとても大切です。

では，提示後についてもお願いします。

3）モデル提示後の工夫

> **発表者B**：提示後は、モデルについてのふりかえりということで、板書を見ながらステップの確認をします。それから、モデルを見た後に個別のロールプレイをすぐやった方がいいかな、と思います。あとは、モデルで提示されたスキルがメンバーの目標に役立ちそうかという点を、メンバーに確認できるとよいかな、と思っています。

そうですね。ステップを確認しながら、このスキルを学習することが自分の目標に結びつきそうかどうか、どのように練習していくのかというイメージがきちんと伝わるといいですね。

① 個別ロールプレイへ進むまでのポイント

モデル提示に続けて、個別ロールプレイをすぐにやった方がよいかどうかについては、モデルと同じ内容で練習するのか、個別化した内容で練習するのかという、セッションの方針によっても違ってきます。

後ほどまた説明しますが、モデル観察の後、すぐ練習するとよいとされているのは、個別のモデリングの場合です。これを全体へのモデリングと区別して「補足モデリング」と呼んでいます。

それ以外は、全体へのモデリングの後、きちんと行われたモデルの内容をふりかえって、ステップの使い方の理解や、自分の生活に役立ちそうかといった動機付けにかかわる部分を丁寧に扱うことが重要かと思います。

4）モデル作りについての補足：相手役の反応をどう設定するか

たくさんのアイデアを出してくださって、大変結構でした。補足などありますか？

> **講師2**：私はセッションの前日に、モデルのロールプレイをコリーダーと練習します。実際にやってみると、できそうでできなかったりすることが結構多い

参加者の認知機能障害に対する工夫 ②：モデルを提示するとき

提示前
- 誰に注目すべきか（＝スキルを使う人はどちらか）メンバーに確認する。
- 誰に注目すべきか（＝スキルを使う人は誰か）をはっきりと伝える。
- 見えやすいところに移動してよいと伝える。
- 場合によっては「スキルを使う人」とわかる手がかり（名札のようなもの）などを使用する。
- これから提示するスキルやステップを再確認し，注目を促す。

提示中
- ゆっくりわかりやすく話すこと。
- 学習ターゲットとして必要なこと以外は極力言わないようにする。

提示後
- すぐに各ステップが使えていたか，どんなふうに言っていたか，などを確認する。
- 必要そうなら再度モデル提示する。

　ものです。それから，今の発表にもあったように，提示後には，提示した内容とステップがしっかり結びついているか，メンバーがきちんと理解しているかの確認作業は必ずするようにしています。

　そうですね。シナリオでは，相手役の反応を組み立てるのがとても難しいです。

　たとえば，「頼みごとをする」というスキルのモデルを提示する場合，相手役が「いいよ」とか「だめだよ」と反応してしまうと，ここで注目してもらうべき「頼みごとをするスキル」自体の学習がぼやけてしまって，「相手がOKしてくれるにはどうするか」といったことに焦点がずれてしまうといったことが起こりがちです。もちろん「頼みごと」にOKをもらった場合に「お礼を言って，本当に助かります，など肯定的な気持ちを伝える」といった対処のスキルも必要で，そこまで学習することが目標であれば，頼み

ごとに対して相手役が「いいよ」と返事をするところまで入れたシナリオを作成します。でも，まず「頼みごとをする」という基礎的な部分をしっかり学習しようというセッションであれば，相手の反応は「ああ……」というぐらいのニュートラルなものでいいわけです。

このようなことがありますので，モデルは非常に厳密に練り上げて，かなり標準化した形で作成します。

3．ドライランでの工夫

では，課題場面Cです。Cはドライランの場面でどのように働きかけるとよいか，についてですね。まず，主役のメンバーに対して開始前に行う工夫からお願いします。

1）主役メンバーに対する働きかけ

発表者C：開始前は，ここで何を練習するか，また起こりそうな場面や，モデルでのステップの使い方を，簡潔，明瞭に確認をします。練習に入るときには，まず，「さあ，始めましょう」とロールプレイ開始の合図をします。リーダーは，練習している主役のそばに立って，**コーチング（☞ 用語解説）**，**プロンプティング（☞ 用語解説）**などを使って援助します。終了時は，「はい，いいですよ」などとロールプレイ終了の合図をします。それで，ステップの確認をしながらフィードバックして強化していきます。

大変よくまとめてくださいました。

ロールプレイ開始前には，これから何について練習するかについて，ご本人への確認が大切ですね。

コーチングやプロンプティングを用いるかどうかには注意が必要です。課題Cはドライランについてのもので，まずはその人にやってみてもらうという場面です。この時点で援助を加えてしまうと，そのスキルをどの程度使え

るか，不足している部分はどこか，というアセスメントができなくなってしまいますので，ドライランの段階では，まだしなくてよいのです。追加のロールプレイで援助が必要な場合に，コーチングやプロンプティングなど補助的な指導技法を取り入れるとよいでしょう。

　主役メンバーに対する終了時の働きかけという点では，ロールプレイが終わったら，即座にリーダーからフィードバックするのがよいと思います。リーダーはもっとも適切なフィードバックができるはずなので，重要な点についてはリーダーがすぐさまフィードバックして学習を強化し，それからフロアのメンバーに尋ねていくという手順が望ましいでしょう。

　開始時と終了時に，きちんと合図をすることの重要性は前にお話しした通りです。

　では，ドライランを見ている他のメンバーに対しては，いかがでしょうか。

2）他のメンバーに対する働きかけ

> **発表者C**：まず，フロア全体で学習に集中しているかどうか，グループの状態を把握します。そして，「今，練習しているメンバーのやることは，みんなにとってもすごく大事である」と伝えて，グループ全体の動機付けを高めます。練習の中で，視線の合わせ方，声の調子，表情など，何を見てほしいか，を明確に伝えます。練習中にも，ロールプレイしている人へ注意を向けるように合図したり，そばに寄って声をかけたりして，注意を焦点付けします。終了時は，よかった点や，ステップをどのように使えていたかなどについて，具体的にフィードバックしてもらいます。

　簡潔にまとめてくださって大変結構でした。

　ロールプレイの前にフロアのメンバーに対して，これから何をするのか，特にこの点を見ていてほしいといったことを確認するのはとても重要です。それから，「みんなにも役に立つから，きちんと注目してほしい」と伝える点はとてもよいですね。これが，グループで共通のスキルを素材にしている

参加者の認知機能障害に対する工夫 ③：ドライランでの働きかけ

主役メンバーに対して
- 開始前：どんな練習をするか確認・明確にする。
  その練習が目標に役立つことを確認し共有する。
  ロールプレイのスタートを明確に示す。
- 練習中：主役を観察しつつサポートできるような位置にいる。
- 終了時：ロールプレイの終了を明確に示し，リーダーから即座に具体的な正のフィードバックをする。

フロアの他のメンバーに対して
- 開始前：主役のスキルの各ステップの使い方に注目するよう促す。
- 練習中：ロールプレイに注目するよう促す。
- 終了時：具体的な正のフィードバックを引き出す。

ことの大きなメリットで，観察学習が非常に役立つのです。それをきちんと伝えることで，おのずと集中も動機付けも高まります。この点を心がけることでステップ・バイ・ステップ方式のよさがより発揮されるでしょう。

　皆さん，短い時間でしたが大変密度の濃い話し合いをしてくださって，とてもよかったと思います。

Session 4

ステップ・バイ・ステップ方式の原則
社会的学習理論を学びながら

　ここで，ステップ・バイ・ステップ方式のセッションの進め方についてまとめ，後半はその基礎的理論となっているバンドゥーラの社会的学習理論について解説します。

1．セッション進行のステップ

　進行のステップを一覧にしてあります。もちろんセッション開始前に，メンバー個人とグループ全体のアセスメント，それに基づくカリキュラム・メニュー作成が必須であることは言うまでもありません。

1）ステップ①　スキルを学ぶ意義の解説
　グループ全体で共通のスキルを素材としていますので，そのスキルを学ぶことがどのように役立つか，各自の目標にどのように結びつくかといったことを，具体例を出したり，メンバーともやりとりしながら解説します。
　これは動機付けを高めることにもなりますので，ただ単に意義解説の文章を読むだけではなく，「あなたにとって，このスキルはどんな場面で役立つと思う？」とメンバーに問いかけたり，「これができたら，あなたの生活のこんなところが，よりうまくいくようになると思うけれど，どう？」とこちらの考えも投げかけて，メンバーの意見も引き出しながら解説していくとよいでしょう。

ステップ・バイ・ステップ方式によるセッション進行のステップ

＊事前のアセスメントとカリキュラム・メニュー作成は必須!!

① スキルを学ぶ意義の解説
② スキルのステップについて話し合い
③ 全体へのモデル提示とふりかえり
④ メンバーのロールプレイ
⑤ 正のフィードバックと修正のフィードバック
　↓　　　　　↑
⑥ 追加のロールプレイ
　＊補助的な指導技法を活用
⑦ 宿題設定

④～⑦は基本訓練（モデル）の手順が含まれている

⇒ステップ⑤と⑥を，各参加者との間で2～4回程度繰り返す。

2）ステップ②　スキルのステップについて話し合い

ここでは，前にご説明した弁別モデルも交えながら，話し合いや解説をしていきます。もちろん，メンバーから意見を引き出すことを忘れてはいけません。

3）ステップ③　全体へのモデル提示とふりかえり

ここで，全体へのモデル提示です。ふりかえりでは，モデルでどのようにステップが用いられていたか，このスキルを用いることで効果がありそうかなどをメンバーに尋ねます。メンバーの理解の確認の意味もあります。

4）ステップ④　メンバーのロールプレイ

各自の練習に入っていきます。まずは1回目のロールプレイ（ドライラン）です。そのスキルを初めて学習する回，あるいはまだ基礎的な練習がグループ全体に必要であると判断した回は，原則としてモデルと同じ内容で練

習が組み立てられます。回数を重ねるにつれ，次第に個別化された練習内容へと展開していきます。

　個別の練習において，どの程度の負荷の度合いが適切か，どんな内容とするかなどについては，事前にリーダーが計画を立てておくとともに，セッション前にメンバーと話し合うなどして，各メンバーの目標に向けて，その時点でもっとも効果的な練習を組み立てられるとよいでしょう。

5）ステップ⑤　正のフィードバックと修正のフィードバック

　ドライランが終わると即座にリーダーから正のフィードバックがなされ，さらに他のメンバーからも正のフィードバックをもらいます。

　それから，主にリーダーから修正のフィードバック，つまり改善点の提案がなされます。フロアのメンバーにオープンに，「もっとよくするにはどうしたらいいでしょう？」と尋ねるのではなくて，ここはリーダーがリーダーシップを発揮して，「こういった点を改善して身につけることができれば，このメンバーの目標に確実に近づけるであろう」と見立てる場面です。そのメンバーが学習するべき標的行動については，リーダーがアセスメントしたうえで適切な内容を把握しているはずだからです。

　もちろん内容によっては，フロアのメンバーから改善点を募る場合もありますし，練習している本人が自分のスキルをどう評価し，目標達成に向けて必要なことをどのように理解しているかを確認するために，本人自身に尋ねることもします。どちらの場合も，リーダーとしての見立てや考えをしっかりと持っていることが前提です。

6）ステップ⑥　追加のロールプレイ

　フィードバックをもとに追加のロールプレイをしていきます。ここで使われるリーダーの補助的な指導技法は以下の4つです。

①補足モデリング

　最初の，グループ全体へのモデリングとは区別して，現在練習中のメンバ

ーへの個別的なモデリングのことを言います。

② 弁別モデリング

特定の要素について，下手なモデル，上手なモデルの順に提示し，見比べてもらうものです。特に，声の大きさや視線の合わせ方など，非言語的，言語随伴的な行動がなかなか修正されない人には，あえて違いをおおげさに提示することで，ハッと気づいてもらえたりします。「こうするともっと効果的だ」ということが，客観的に観察できるからかもしれません。

③ コーチング

ステップや技能の要素などについて，耳打ちする方法です。

④ プロンプティング

改善したい非言語的要素や言語随伴的行動について，あらかじめメンバーと打ち合わせして合図を決めておき，ロールプレイ中，必要なときにそれを示す方法です。

たとえば，声が小さく語尾が消えてしまうメンバーに対して，「声が小さくなってきたら，私が相手役の後ろに立って，手でこんなふうに合図するよ」などと決めておいたり，視線が下がりがちなメンバーであれば，視線が下がってきたら，リーダーが目のあたりを指さして合図をする，というように練習を援助します。

前にもお話ししましたが，これらの補助的な指導技法はドライランの時点では用いません。ドライランでは，アセスメントのためにそのままを観察します。その後，修正・追加をしていく中で，学習しにくい部分を補うために用います。それによって成功体験が得られ，学習が促進されます。

補助的な指導技法を用いてメンバーがうまく練習できたら，今度は自力で練習してもらうことが必要になります。これをフェーディングと言います。

このようなステップを踏んでいると，ロールプレイは最低でも2回，多ければ4回程度，繰り返されることになります。

7) ステップ⑦ 宿題設定
宿題設定の仕方については，後ほど詳しく説明します。

ここまでで質問や確認はありますか？ 何か浮かんだら，いつでも手を挙げて言ってください。

2．バンドゥーラの社会的学習理論とは？

ここでは，行動療法としてのSSTの基本原理となっているバンドゥーラの社会的学習理論を学びます。特に「強化」の重要性に着目して，日常の臨床や生活の中で使えるようになることを目指したいと思います。

1) ベラックたちの定義
ベラックたちは以下のように述べています。「生活技能の欠損は，統合失調症をもつ人にとって社会生活能力の障害の重要な原因です。統合失調症をもつ人では，会話を始める，気持ちを伝える，対立を解決するなどの生活技能で多くの欠損が見られますが，これにはさまざまな要因が関係しています。たとえば，生物学的な要素や，対人行動の良いお手本に接するチャンスの不足，意欲の低下による技能の喪失，精神病症状の持続などが原因として挙げられます。技能の欠損の原因はいろいろですが，ここで紹介する『社会的学習理論』に基づいた指導技法は，生活技能を新たに教えるうえで有効です」（『ステップガイド』第4章）。

このようにベラックたちは「技能の欠損」という点を重要視していて，その欠損を補うためにSSTの諸技法を用いるわけです。そしてそれらの技法は，「人間はどうやって行動を学習していくか」というバンドゥーラの構築した理論をもとに作られています。

社会的行動とは

「他人の行動の**観察**」と「自分の行動から自然に生じる**正や負の結果**」との両方の組み合わせによって学習され身についていく。

オペラント条件付け（スキナー）とは

本人に好ましい結果（正の結果）をもたらす行動は次第に増えていき，本人に好ましくない結果（負の結果）をもたらす行動は減っていく。

2）行動学習の基礎的理論

それによると，社会的行動というものは，「他人の行動の観察」と「自分の行動から自然に生じる正や負の結果」の組み合わせによって学習され身についていく，とされています。「他人の行動の観察」は，すなわちモデリングです。観察して学習することが重要というわけです。

「正や負の結果」というのはスキナーのオペラント条件付けの考え方で，「本人に好ましい結果（正の結果）をもたらす行動は次第に増えていき，本人に好ましくない結果（負の結果）をもたらす行動は減っていく」ということです。

これらの考え方が，行動学習の基礎的理論になります。

3．社会的学習理論の5つの原理

社会的学習理論の5つの原理とは，「モデリング」「強化」「行動形成」「過剰学習」「般化」で，SSTの基礎をなすものです。これらの理論が実際のSSTで，技法としてどのように用いられているかをよく理解してください。

1）モデリング
① モデリングを誰が行うか

社会的学習理論の5つの原理

1）モデリング（modeling）
2）強化（reinforcement）
3）行動形成（shaping）
4）過剰学習（overlearning）
5）般化（generalization）

　モデリングとは，モデルの観察を通じて行動を学習することです。
　ステップ・バイ・ステップ方式では，まずグループ全体に対して，リーダーによるモデルが提示されます。補足モデリング（個別の練習場面において，主役メンバーに対して行われるモデル）を示す場合も，原則としてはリーダーかコリーダーがモデルを提示します。メンバーが学習するべきポイントを押さえたモデルが提示できるからです。

② 「マスタリーモデル」と「コーピングモデル」

　誰がモデルを提示するのがもっとも効果的かについては，「マスタリーモデル」と「コーピングモデル」という考え方もあります。
　マスタリーモデルは，適切でパーフェクトなモデルを提示するということで，たとえばリーダーが行うモデルです。コーピングモデルは，パーフェクトではないけれども，メンバーにとっては取り組みやすいモデルを提示するものです。「リーダーのモデルでは完璧すぎて，自分にはとてもできない」と思わせてしまったら，どんなによいモデルであっても適切とは言えないでしょう。けれども，メンバーと年齢や生活状況が近かったり，普段から手本にしたいと思っているような別のメンバーがモデルになって，「これなら自分もやりたい」「やれそうだ」と思ってもらえるようなら，とても効果的でしょう。
　どちらを用いるかは，ケース・バイ・ケースで，リーダーの判断が必要です。

③ 効果的なモデリングのために

モデリング

ステップ・バイ・ステップ方式のSSTでは……
（原則として）**リーダーによるモデリング**　　　参加者の注意を高める
↓　　　　　　　　　　　　　　　　　　　　↓
メンバーによるロールプレイ　　　　　　　　学習

〈リーダーの行動をよく見て学習することが，SSTがうまくいくかどうかの重要な鍵！〉

　効果的な観察学習のためには，モデリングの間，参加者の注意を高める働きかけが非常に重要です。

　私がデイケアで運営している2つのSSTグループは，どちらも同じカリキュラム・メニューになっています。メンバーには「もう1つのグループも見学していいですよ。観察学習といって，他の人のやっていることを見ておくと，自分の練習や実践にとても役立ちます。もちろん強制ではありません」と伝えて，見学者席を設けています。すると，ほとんどのメンバーが見学に参加して，自分のロールプレイであまりうまくいかなかったところも，見学でコツをつかんで，宿題でうまく応用したり，次の回でグンと上手になっていたり，新たな気づきが生まれて認知が変わったり，ということが起きています。

　このように，観察は非常に大事で，そのための動機付けや注意を高める工夫によって，学習効果を上げることができます。

2）強化
① 強化とは？
　ここはとても大事なところなので，受講生の方に読んでいただこうと思います。

　受講生：「強化。その行動をまた実行する可能性を高めるため，行動に対して好

ましい結果を与えること」

　大変よいスピードで読んでくださって結構でした。……というのが強化になるわけです。今，私が「大変よいスピードで読んでくださって結構でした」と言ったので，あなたは次回も今のスピードを思い出して，同じように読むというふうに，行動が再現されるだろうと思います。強化とは，その行動がまた行われるための働きかけなのです。すなわち，行動に対して好ましい結果（正のフィードバック）を与えるということが，それにあたります。

②何が強化になるのか？

　上の例のような正のフィードバックはもちろん，「うまくできたから1,000円あげる」といったものまで，そのとき，その人にとって何が強化になるかという見きわめが重要です。お金という直接的な報酬も当然強化になりますが，いつでも誰にでもそれが望ましいわけではありません。私たちも，働くことに対して給料という報酬を得ることは非常に大事ですが，さらにはそれをやって自分が楽しい，自信になるといったことが自己強化になり，それによってさらに頑張ることができます。逆に言えば，このようなことが一切なかったら，仕事を継続することは難しくなります。

③「正の強化」と「負の強化」

　強化には**「正の強化」**と**「負の強化」**（☞用語解説）があります。

　ある行動の結果として，正のフィードバックや，金銭的な報酬や，子どもたちならお菓子がもらえるとか，本人にとってよいものが与えられる，というのが正の強化です。

　負の強化というのは，「望ましくない行動の後に罰が与えられる」ということではありませんので，注意してください。「望ましい行動をした結果，嫌なものが減る」という強化のあり方です。たとえば，そのスキルを身につけたら，人に接するのが怖くなくなったとか，緊張が減った，ということです。

④SSTのセッションにおける強化

　セッションで頑張ったことやスキルを実行したことに対して正のフィード

「正の強化」と「負の強化」

- 正の強化：ある行動の後にその行動の結果として，**価値があったり望みとなる物事**（例：ほめ言葉，お金などの報酬　など）を与えること。
- 負の強化：ある行動の後で，**不快な刺激**（例：批判，不安など）を取り除いたり減少させたりすること。

バックがなされると，再度ロールプレイをしたり，宿題を実行しようという気持ちになって，結果としてスキルが身についていきます。

セッション後のお菓子などは，セッションに参加するという行動に対しては強化になるかもしれませんが，スキルの学習に対しては直接的には働きません。

また，練習を重ねることによってスキルが向上すれば，新しいスキルを使うことへの不安が減るという負の強化が生じます。

⑤ 拍手や「ありがとう」は強化になるか？

さて，ここで問題です。ロールプレイが終わったときの拍手，あるいはリーダーが「ありがとう」と声をかけること，これらは強化になるでしょうか？　いかがでしょう？

> 受講生：拍手は，日本では強化子になる場合も確かに多いとは思いますが，本来は，本人に何かポジティブな結果がないと，強化としては成り立たない場合もあるのではないかと思いました。それから，「ありがとう」というのはお礼であって，礼儀とか社交辞令といったニュアンスもあるような気がします。だから，純粋に言うと，強化していないことが多いのではないかと思いました。

そうですね。拍手や「ありがとう」が悪いわけでは決してないのです。いいなと思ったら思わず拍手が出るというのは，自然な気持ちの表れでもあります。

ただ，スキルの学習に関する強化という意味では，それは，拍手では伝わ

SSTにおける「正の強化」と「負の強化」

SSTでは……
セッションでの努力やスキルの実行に対して正のフィードバックがなされる
　⇒「またやってみよう」と思い実行する。
　　　　　　　　　　　　　　　　　　　　　　　　　……正の強化

ロールプレイや宿題でたくさん練習することでスキルが向上する
　⇒新しいスキルを活用する不安が減る。
　　　　　　　　　　　　　　　　　　　　　　　　　……負の強化

りません。拍手は，賞賛，励まし，ねぎらいといった社会的強化にはなるのですが，「スキルのステップのこの部分が，こんなふうにできていた」というようなことは，言葉にしないと伝わりません。リーダーは拍手の意味するところをきちんと伝えるべきです。

　「ありがとう」も，ねぎらいや共感を示すことになりますし，メンバーにとっては練習できてよかったという気持ちになるかもしれません。しかし，どの点がよかったのかは，「ありがとう」ではわかりませんし，メンバー自身の目標のために練習しているはずなのに，リーダーがお礼を言ってしまうと，誰のための練習かということが曖昧に感じられます。

◎ セッションでの工夫

　私は，セッション中の拍手と「ありがとう」を自分に禁止しています。正のフィードバックの言葉が見つからないとか，具体的にフィードバックするにはどうしたらよいかとお悩みの方は結構多いようですが，この2つを自分に禁止すると，正のフィードバックをするために，とにかく何か言葉を引っ張り出そうと，ロールプレイを真剣に観察するようになります。しかもリーダーは綿密に準備して練習に臨んでいるので，観察すべきポイントにはおのずと注目し，少しの変化も見逃さなくなります。言葉数は多くなくても，本当に思ったことを言葉にすれば，それはきちんと伝わるし，学習は進んでい

行動形成

> **ステップ・バイ・ステップ方式のSSTでは……**
>
> 複雑なスキルをいくつかの要素ステップに分解し，1回に1ステップずつ教えることを何度も繰り返していけば，実生活で役立つスキルを時間をかけて次第に形成していける，と考える。
>
> わずかな行動の変化であっても見逃さない！　→　**すかさず強化！**
> 　　　　　　　　　　　　　　　　　　　　　　　　　↓
> 　　　　　　　　　　　　　　　　　他の行動要素にも取り組めるようになる。

くものです。みなさんも機会があれば，ぜひ試してみてください。

　それから，拍手をしてくれたメンバーがいたら，すぐに「今，拍手してくれたのは，○○さんの練習のどんな点がいいと思ったからかな？」と尋ねるようにしています。そうすると，きちんと言葉にして適確にフィードバックしてくれるものです。それに対して私から，「今みたいに具体的に言ってくれると，とてもわかりやすくていいね」と，さらにフィードバックを重ねていくのですが，こういったこともグループ全体のモデルとなって浸透していくように感じています。

3）行動形成

　行動形成とは，望まれる目標へ向けて，連続的にステップを踏んで強化を行っていくことです。

　ステップ・バイ・ステップ方式のスキルをステップに沿って学習するというやり方は，まさに行動形成そのものと言えるでしょう。「スキル」は非常に複雑なものですが，それをいくつかの要素に分解したものが「ステップ」です。一度に1ステップずつ上乗せしていったり，ステップ以外の非言語的あるいは言語随伴的行動の要素を加えながら練習していき，よい変化が起き

過剰学習

> **ステップ・バイ・ステップ方式のSSTでは……**
>
> 練習の課題となるソーシャルスキルを，SSTの中でのロールプレイや宿題で**繰り返し練習**する。
> ↓
> そのスキルを実行するチャンスをたくさん与え，
> 適切な状況でそのスキルを**自然に使えるようになる**ことが目標。
> ↑
> 行動リハーサルとロールプレイを多用する。

たらすかさず強化して，さらに次に進んでいく。これが行動形成であり，ステップ・バイ・ステップ方式における練習方法です。

4） 過剰学習

　過剰学習とは，あるスキルを自動的にできるまで繰り返し練習することで，「反復学習」と訳されることもあります。

　「自動的にできるまで」というからには，各自のロールプレイは最低2回，たいていは3，4回必要になります。初めて自転車に乗ったときのことを思い出してください。最初は「自転車に乗る」というスキルをいちいち意識していますが，そのうちに「えいっ！」と乗ってスイスイ運転できるようになります。このように自動水準になるまで練習を繰り返すことを過剰学習といいます。

　ですからSSTの中では，ロールプレイで行動形成のステップを踏みながら，繰り返し練習していきますし，宿題もなるべくたくさんやってくることで，そのスキルを実行するチャンスが増えて，自然に使えるところに近づいていきます。

　週に一度のセッションで1つしか宿題がないと，1週間にたった1回し

般化

> **身のまわりで自然に起こる対人場面で，そのスキルを使えるようになること**
> ⇒SSTが有効かどうか最終的に証明するもの
>
> 般化のために……
> ① 自分の生活環境の中で練習できるよう宿題を設定し，次のセッションで宿題が実行できたかふりかえる。（必要ならスキルの応用・その後の対処まで指導する）
> ② 学習目標となる技能を日常生活の場面で使うよう促す。

か練習しないということになってしまいますので，なるべくたくさん練習できるように宿題の出し方も工夫します。この点については，後ほど演習の中でお話しいたします。

5）般化

般化とは，ある場面で獲得されたスキルを，それ以外の場面でも使えるようになることです。ですから，宿題で実行できたから般化した，とは言いません。宿題はあくまでも，般化のための練習です。実生活の中で自然にスキルを使ったり応用できてこそ，般化と言えるのです。

そのために，宿題の設定の仕方がきわめて重要になります。さらに，宿題のふりかえりをしたり，宿題の結果をもとにその日の練習を組み立てることも大切です。さらに，そのスキルを使った後に派生して起こる問題について知っておけば，安心してスキルを発動しやすくなるということもありますから，そのような対処のスキルを学習する工夫も必要かもしれません。あるいは，「このスキルは練習した場面以外でも，こういう場面で使える」といったことを，折にふれ，いろいろな形で伝えていくのも，般化を促す助けになるでしょう。

スキルが般化されたかどうかが，SSTの最終的な効果ということになります。

Session 5

〈再現〉ベラック・デモンストレーション
セッションの流れを実地に体験しよう

1．ベラックのデモンストレーションについて

　ベラックの初来日は，2004年のSST普及協会学術集会（宇都宮）です。そのとき，東京でもワークショップを行い，前半は私のデモンストレーションとベラックのスーパービジョン，後半はベラックのデモンストレーションというプログラムでした。
　ここで，このときのベラックのデモンストレーションを再現して，彼のSSTの特徴に触れていただこうと思います。
　今回は，私がベラック，つまりリーダーの役割をします。コリーダーを佐藤珠江さんに，受講生の中で4人の方にメンバー役をお願いします。
　ベラックが選んだスキルは「妥当ではない依頼を拒否する」でした（表2）。今回もこれを使います。見ている方は，リーダーの動きやメンバーの様子などに注目してください。メンバー役の方は無理に誰かの役になろうとせず，そのままの自分として取り組んでください。
　では，始めます。

2．〈再現〉ベラック・デモンストレーション

1）学習するスキルの紹介と意義解説：参加者の体験を引き出しながら，学

表2 「妥当ではない依頼を拒否する」スキル

ステップ：① 相手の顔を見る。（＝アイ・コンタクト）
② 自分ができないことを伝える。
③ 理由を言う。（なぜ）
④「サヨナラ」と言い，去る。

習するスキルが各自に役立つことを伝えます。

リーダー：皆さん，こんにちは。今日のSSTのセッションを始めます。今日は新しいスキルを1つ学びます。各自の目標や生活に，とても役立つスキルだと思います。「妥当ではない依頼を拒否する」，つまり，断るというスキルです。この中で断るのがすごく得意だという人はいますか？　結構難しそう？　日本人なら割合そうかもしれませんね。オクイさんは，断るのは得意ですか？

オクイ：やっぱり言われちゃうと……

リーダー：引き受けちゃう？　それで，引き受けると，その後どうですか？

オクイ：ずいぶん疲れたりとか。

リーダー：ああ，そうか。大変だけど言えなくて引き受けてしまうと，疲れてしまうわけですね。ハネダさんはどうでしょう。最近，断れなくて困ったとか，誰かから無理な依頼をされてまいったなんていうことはありますか？

ハネダ：はい。つい引き受けて，本当はやりたくなかったのに，後でそういう気持ちになって。

リーダー：ああ，そうなんだ。引き受けたけど，やりたくなかったなと，ちょっと嫌な気持ちになったりすると，なかなかストレスですよね。どうでしょう，タムラさんは。このスキルを身につけたら，生活の中で何か役に立ちそうかな？

Session5 〈再現〉ベラック・デモンストレーション

タムラ：最近，約束を断らなきゃいけないことがあったんですけど，うまく言えなくて。断って申し訳なかったなという思いをずっと引きずったことがあるので，上手に断れるといいなと思います。

リーダー：なるほどね。断ってはみたんだけど，その言い方でよかったかとか，断った後の気持ちがちょっとすっきりしなくて，ということですね。

タムラ：はい。

リーダー：なるほど。いい場面だと思います。アサノさんはどうですか？妥当ではないことを言われたときに，うまく断ることができていますか？

アサノ：いや，困りますね。

リーダー：こんなことがあって困ったとか，具体例が思い浮かびます？

アサノ：以前，食事会をやろうとお願いしていて，相手の人に言われた日が，私は都合が悪かったんですね。でも，自分から頼んでいたこともあって，うまく言えないということがありました。

リーダー：自分から頼んで，相手から言われた都合が合わなくてというと，余計に断りづらいところがありますね。お友達やご家族など，大事な人との関係で上手に断るということができると，少しストレスも下がるし，相手との関係も壊さずにやっていけますよね。

　断るというのは，皆さん，今のところとても難しいようですね。今日はこのスキルを学習する初回ですし，まず基礎をしっかりやりましょう。来週，再来週と練習を積み重ねていくと，皆さんがさっきおっしゃったようなお友達との間での断り方，もうちょっと複雑なスキルの使い方というのも，必ずできるようになりますから，今日はそれに向けて，まずシンプルなところから一緒に練習していきましょう。

2）ステップについての話し合い：各ステップの内容と，そのステップを使うことのメリット，使わないことのデメリットなどについて話し合います。

リーダー：では，スキルのステップを確認していきましょう。いつものように，スキルはいくつかのステップに分かれていて，この手順で学ぶと学習しやすいので，安心してやっていきましょうね。では，ステップの1番目を，オクイさん，読んでもらっていいですか。

オクイ：「相手の顔を見る。(＝アイ・コンタクト)」

リーダー：そうですね。しっかり読んでくださいました。相手の顔を見るというのは，コミュニケーションの基本の基本ですよね。たとえば，私がハネダさんに何かを断ろうと思っているのに，「ハネダさん，それはできないんですけど……」と視線を合わせずに言ったら，私の言いたいことはあなたにちゃんと伝わりますか。

ハネダ：伝わらないです。

リーダー：そうですね。しっかりハネダさんの方を見て，「ちょっとこれはできない」というふうに伝えれば，私の考えていることがきちんと伝わるわけです。では，ステップの2番目は，コリーダーの佐藤珠江さんに読んでもらっていいでしょうか。

コリーダー：「自分ができないことを伝える」

リーダー：そうですね。断るわけですから，それができないんだということをきちんと伝える。ここがもっとも大事なステップです。できないことを伝えないでおくと，さっき皆さんが出してくれたように，なかなかうまく伝えられなくて気持ちがすっきりしないとか，はっきり言わないことで誤解を招いてしまったりして，自分のストレスになったり，人間関係がうまくいかないというようなことが起きてくるかもしれません。では，ステップの3つめです。タムラさんにお願いしていいかな。

タムラ：「理由を言う。(なぜ)」

リーダー：そうです。断るときに，私がタムラさんに，「できません。とにかくできません」と言うだけなのと，「実はその日はこれこれなので，ちょっと無理なんです」というふうに理由を言うのとでは，どうでしょう。

タムラ：理由を言ってもらう方が理解できます。

リーダー：そうですね。伝わりやすくなります。SSTの目的は，自分の考えや気持ちや用件を上手に伝えていくということですから，自分の考えや理由もきちんとそえて，できないということを伝えると伝わりやすいですね。どうでしょう，アサノさん，理由を言うのと言わないのとでは，自分の伝え方として，どちらが楽な感じがしますか？

アサノ：言った方が楽だと思います。

リーダー：そうですよね。自分の気持ちとしても楽になるということもあるので，理由をちょっとつけ加えると，なおよいです。今日はシンプルバージョンなので，まずはステップ3までやったら，「サヨナラ」と言って立ち去る，という方法を練習します。断り方にもいろいろレベルがあるので，少し複雑な断り方をしていく場合は，この最後の4番目のステップがもうちょっと難しいものになっていきます。この先そういった複雑なステップも加えていきますが，その基礎作りとするために，今日はこの4つのステップでやっていきます。よろしいでしょうか。

3）全体へのモデリングとふりかえり：まずリーダーがスキルの使い方の例を示します。モデルを提示した後に，モデルではスキルのステップがどのように用いられていたのかについて，メンバーとともにしっかりとふりかえりをします。

リーダー：では，いつものように，私とコリーダーの珠江さんとで1つモデルをお見せします。珠江さんが私に，妥当ではない依頼をしてきます。私はそれを断ろうと思いますので，このスキルのステップ4つを私がきちんと使えているかどうか，よく見て，聞いていてください。ちゃんと視線を合わせているか，きちんと理由を言って，できないとはっきり伝えているか。そして，その後立ち去っているか，というポイントです。よろしいでしょうか。では，よく観察していてくださいね。いいですか。では，始めます。

■リーダーとコリーダーによるモデルのロールプレイ

> コリーダー：悪いんだけど，ちょっとお金貸してくれないかな。
> リーダー：ああ，ごめん。それはできないんだよね。今日は夕食代しか持ってないから。
> 　　　　じゃあ。［と言ってその場を立ち去る］

リーダー：ここまでです。それでは，ちょっと確認していきましょう。オクイさんの方からよく見えたと思うんですけど，私は珠江さんの顔をきちんと見て話していたでしょうか。

オクイ：きちんと見ていました。

リーダー：そう，見ていました。しっかりと確認してくださっていて，大変いいと思います。では，ハネダさん，私は珠江さんからの依頼について，このことはできないというふうに伝えていたでしょうか。

ハネダ：はい。伝えていました。

リーダー：何て言っていましたか。

ハネダ：「それはできないんだよね」と。

リーダー：そうですね。お金を貸してくれと頼まれて，それはできないというふうにはっきり言っていました。言い方もきちんと聞いてくださっていいと思います。では，アサノさん，私はなぜお金は貸せないと言っていたでしょう。

アサノ：夕食代しか持っていないから。

リーダー：そうですね，しっかり聞いていてくださいました。夕食代しかない，だから貸せないんだと言って，タムラさん，私はその後どうしたでしょう。

タムラ：「じゃあ」と言って，反対に立ち去りました。

リーダー：そうですね。きちんと観察してくださって，結構です。私は「じゃあ」と言って立ち去りました。そうすると，これ以上しつこくされる

ことはないわけですね。珠江さん，どうでしょう。相手役としてはいかがですか。

コリーダー：しっかりと顔を見て言われると，思いのほかグッと伝わるものがあると思いました。

リーダー：なるほど。しっかりアイ・コンタクトするというのは，意思を伝えるには非常に大事だということですね。

 4）各自のロールプレイ：今日はこのスキルを学習する初回なので，原則としてモデルに準じた形で各自練習を行います。

リーダー：では早速，今日はこのモデルと同じもので結構ですので，皆さんにも練習してもらいたいと思います。私が皆さんに「お金を貸してほしい」と頼みに行きますので，このステップを使って断ってみてください。では，ハネダさんからいきましょうか。私はハネダさんのところに「お金を貸してほしい」と頼みに行きます。皆さんは，ハネダさんがこのスキルのステップをどんなふうに使えているかというのを，よく見て，聞いていてください。声の調子や表情にも注目してくださいね。ハネダさんは，リラックスしていきましょう。では，始めます。

■ハネダさんのロールプレイ（ドライラン）

> リーダー：ハネダさん，悪いんだけど，ちょっとお金を貸してくれないかな。
> ハネダ：あ，すみません，それはできないんです。今日はお財布を忘れちゃって，お金を持ってないので。
> リーダー：ああ，そうなの。でも何とかならないかな。
> ハネダ：すみません。ごめんなさい。［と言いながら立ち去る］

［1回目のロールプレイに対する正のフィードバック］

リーダー：はい，そこまで。オーケー。最後までステップをしっかり使って，

きちんと立ち去るところまで頑張って，ステップ4つ全部使えていましたね。では，みんなにも聞いてみましょう。オクイさん，見ていてどうでしたか。ステップの使い方で，いいなと思ったところを教えてください。

オクイ：そうですね，きちっと理由を言っていたところが，よかったですね。

リーダー：そうですね。理由は何て言っていましたか，アサノさん。

アサノ：お財布を忘れたと言っていました。

リーダー：そうですね。しっかり聞いていてくださいました。お財布を忘れたので，ごめんなさい，できないんですときちんと伝えていました。私がもう1回しつこく，それでも何とかならないかと言ったけれど，やっぱりできないんですと言って立ち去っていくことができていました。ハネダさん，今，自分でやってみてどうでしょう。

ハネダ：そうですね。きちんと言えば意外と伝わるというふうに思いました。

[1回目のロールプレイに対する修正のフィードバック：リーダーからの改善点の提案]

リーダー：そうですね。この4つのステップをしっかり使ってできていましたから，今度は1つだけ変えてやってほしいんです。こういうときは表情をちょっとシリアスにすると，よりしっかり伝わりやすくなると思うので，今は笑顔だったのを，少し真剣な表情でやってみるというところだけ気をつけて，やってみましょうか。

ハネダ：はい。

リーダー：では，もう一度やってみますので，皆さん，ハネダさんの表情に特に注目して見ていてください。では，始めます。

Session5 〈再現〉ベラック・デモンストレーション

■ハネダさんの2回目のロールプレイ（追加のロールプレイ）

> リーダー：あ，ハネダさん。悪いんだけど，ちょっとお金貸してくれないかな。
> ハネダ：すみません。それはできないんです。今日はお財布を忘れてしまったので……［真剣な表情］
> リーダー：ああ，そうなんだ。
> ハネダ：お貸しできません。すみません。［真剣な表情に加えて，手を合わせて謝るジェスチャー］
> リーダー：ええ？　そこを何とかならないかな。
> ハネダ：いや，ほんとにごめんなさい。失礼します。［と言いながら立ち去る］

［2回目のロールプレイに対する正のフィードバック］

リーダー：はい，よく頑張りました。ハネダさん，とても頑張りましたね。表情がぐっとシリアスになったんじゃない？　笑顔ではなくなったよね。どう，アサノさん？

アサノ：はい，真剣で，断るのにとても適した表情でしたね。

リーダー：そうね。断るときというのは，ついなんとなくにこにこしてしまいがちなんだけれど，こういう依頼をしっかり断る場合には，今みたいな表情がすごくいいと思います。オクイさん，ハネダさんのステップの使い方はどうだったでしょうか。たとえば，自分は頼まれたことをできない，ということをきちんと伝えていたでしょうか。

オクイ：はい。

リーダー：そうですね。それはできないんだ，ごめんねと，手も合わせてちょっとジェスチャーも入っていましたね。理由もきちんと言って，そして，私がしつこく言っても立ち去っていくことができました。ハネダさん，2回目をやってみて，どうでしょうか。

ハネダ：そうですね，いつも断るのは悪いなと思って，ちょっと曖昧に笑顔で言ったりするんですけれども，やっぱりきちんと断りたいときは，言葉と表情とで伝えた方が伝わりやすいのかなと思いました。

リーダー：そうですね。表情もすごく大事な要素ですね。

■ハネダさんへの宿題設定
リーダー：そうするとハネダさんは，断るときにはなかなか言いづらいとか，何となく笑顔になってしまう，みたいなことに今ご自分で気がついた，ということですね。もし「お金を貸して」ということでなくても，同じように断らなくてはならなくなったときに，今のようにやってみることができそうですか？

ハネダ：はい。やってみたいと思います。

リーダー：これから先の1週間ぐらいで，似たような場面，何か頼まれたけれど断りたい，断らなきゃいけない，といったようなことは起きそうですか？

ハネダ：はい。職場でいろいろ言われたりするので。

リーダー：なるほど。何か頼まれたりしたときに，ぜひこのスキルを使ってみてください。今日は「立ち去る」というところまでのステップだったけれど，断った後にどうするかというやり方についても次の週からまた少しずつ積み重ねていくと，よりうまい断り方ができるようになっていくと思います。まずは，今日学んだところまでを宿題で練習してきてください。特に職場で何か頼まれたとき，というのがありそうな場面なんですね？　そういう場面を見つけたら何度でもこのスキルを使ってみてください。そして断るときには表情に気をつけてみる，それがあなたの練習になります。

ハネダ：はい。

リーダー：では，それを宿題で持って帰ってください。

ハネダ：はい。

リーダー：お疲れさまでした。

ハネダ：ありがとうございました。

* * *

リーダー：では，オクイさん，次に練習しましょうか。それでは，テキストを置いて前へどうぞ。オクイさんもさっき，断ることがなかなかできなくて，引き受けてしまってからつらい思いになってしまうことが多い，とおっしゃっていましたね。そうすると，このスキルを学んでおくことで，あなたの生活や，これからの目標に役立ちそうですか？

オクイ：はい，役立ちます。

リーダー：そのようですね。ですので，ぜひ今日は一緒に学習できるといいと思います。ステップに分かれていますから，この手順でやっていけば大丈夫。リラックスして1つずついきましょう。それではまた，私がオクイさんに「お金を貸してほしい」と頼みに行きますので，ステップを思い出して断ってみてください。後で皆さんには，オクイさんのやり方のどんな点がよかったかということを聞きますので，よく注目して見ていてください。特にステップの使い方に気をつけて見ていてくださいね。では，いきます。

■オクイさんのロールプレイ（ドライラン）

> リーダー：オクイさん，ちょっと悪いんだけど，お金を貸してほしいんだよね。
> オクイ：僕は今，貸せないんだ。
> リーダー：ああ，そうなの？　でも，何とかならないかなあ。
> オクイ：今日は夕食代しか持ってきてないんだ。
> リーダー：ああ，そうなんだ。でも，ちょっとだけでいいんだけどなあ。
> オクイ：ほんとに貸せないんだ。じゃあ。[と言って立ち去る]

[１回目のロールプレイに対する正のフィードバック]

リーダー：はい，結構です。3回私が頼んだけど，断っていましたね。頑張れば断れるじゃないか（笑）。私がしつこく頼んでも，きちんと理由も言って断って，頑張って最後には立ち去るというところまでやりましたね。どうでしょう，さっき練習したハネダさん，今のオクイさんを見ていて，いいなと思ったところを教えてください。

ハネダ：すごく落ち着いてきちんと断っていたので，よかったと思います。

リーダー：そうですよね。しっかり落ち着いてステップをきちんと丁寧に使っていたと思います。アサノさんは，見ていてどうでしたか。

アサノ：表情も適切だったし，しっかり言っていたので，伝わりやすかったと思います。

[１回目のロールプレイに対する修正のフィードバック]

リーダー：そうですね。オクイさんは，ご自分でやってみてどうでしょうか。

オクイ：ちょっとやりづらいなというのはありましたけど。

リーダー：そう，どこらへんがやりづらい感じでしたか？

オクイ：何回も頼まれてしまうと，ちょっと貸してあげようかなとか，思いました。

リーダー：そうなのね，なるほど。結構です。まあ，そういう気持ちになるのは当然ですよね。でも，そこで貸してあげちゃうと，その後またつらい気持ちになってしまうんでしたね。そういうストレスが起きるいつものパターンというのもあるのでね。断った後どうするか，あるいは，立ち去る以外の方法については，これから先のセッションで学んでいきますが，今日のところは，まず後に引きずらないように少し早めに立ち去るという，ステップの4つめをさらに練習してみましょう。何回も頼まれて，その場にい続けてしまうとどうですか？　何回も頼まれてしつこくされると，さっき言ったみたいに，「やっぱりちょっと貸しちゃおうかな」と思ってくるんですよね。ですから，ステップの4つめに気をつ

けて，なるべく早めに切り上げて立ち去る練習をしてみましょうか。
オクイ：はい。
リーダー：オクイさんはステップをしっかり使えているし，みんなが言ってくれたように，声の調子も落ち着いてはっきりと断っている。理由も言えている。ですから，今度はしつこく言われる前に，さっと立ち去るということをポイントに，もう一度やってみましょうか。そうしてみると，自分の気持ちがどう変わるかということにも少し注目しておいてください。それでは，もう一度いきますね。皆さんもオクイさんのやり方をよく見ていてください。では，始めます。

■オクイさんの追加のロールプレイ

> リーダー：オクイさん，悪いんだけど，ちょっとお金を貸してくれないかな。
> オクイ：今日はちょっと貸せないんだ。
> リーダー：ああ，そうなの？　ちょっとでいいんだけどな。
> オクイ：今日ね，夕食代しか持ってきてないから，貸せないんだ。
> リーダー：ああ，そうなの？
> オクイ：じゃあ。［と言って立ち去る］

［2回目のロールプレイに対する正のフィードバック］
リーダー：オーケー！　今は2回目ですぐに立ち去りましたよね。タムラさん，どうでした？
タムラ：さっきより，もう一度お願いする余地がないというか。
リーダー：うん。きちんと理由を言った後に，すぐ立ち去ったというのがよかったんだと思うのね。オクイさん，今やってみて，どう？
オクイ：さっきより若干気持ち的に楽でした。
リーダー：なるほど，自分ではうまくできたポイントはどこだと思いますか？　断った後で引っ張らないというのがよかったのかな。
オクイ：そうですね。すぐ断ったら，それ以上言われなかったので，気持ち

的に楽でした。

■オクイさんへの宿題設定

リーダー：そうなんですよね。その場にい続けると，何度でも頼まれてしまうかもしれない。もうだめだと思ったら，早めに立ち去ると，自分もストレスが少なくてすみますよね。オクイさんのストレスのコントロールには，そういうこともちょっと必要なのかもしれない。どうでしょう，これから1週間ぐらいで，何か頼まれて断らなきゃいけないといったようなことは起きそうですか。

オクイ：うん，あると思います。

リーダー：職場や家族との間などで，このスキルを使ってみることができそうでしょうか？

オクイ：はい，使ってみます。

リーダー：断った後の対処の仕方は，これから先の練習で，もう少しバリエーションを増やしていきましょう。まずは，何度も頼まれすぎないように切り上げて立ち去るというのをポイントにして，宿題として持って帰って，場面を見つけてスキルをたくさん使ってみてください。

オクイ：はい。

リーダー：では，それを宿題にしましょう。

オクイ：はい。

リーダー：お疲れさまでした。

3．まとめと質疑応答

1）デモンストレーションの構成について

とりあえずここまでです。ご協力，ありがとうございました。今回は，ドライランから大変上手にやってくださったので，2回目のロールプレイで終わりにして宿題にしましたが，基本的には全員が2〜4回のロールプレイを，

修正を重ねながらやっていきます。

　また，今回はこのスキルを初めて学習するセッションという設定になっていますから，全体へのモデルと同じもので練習するという手順を踏んでいます。そして，4つめのステップについては「折り合える提案をする」といったように，もっと複雑な対処にすることもできるのですが，いきなりそれは難しいので，まずはシンプルなやり方を学習していきます。ただ，今後他のやり方も取り上げていくし，今やっていることはその基礎にもなる，ということを伝えて，動機付けを高め，見通しを持って取り組む構えを形成していくことになります。

2）デモンストレーションのふりかえり

　まず，練習したご本人から感想を聞いてみましょうか。こういった形で体験してみて，いかがでしたか，ハネダさん？

> ハネダ：自分のやることが明確で，すごくわかりやすかったです。それから宿題設定で，「お金を貸してほしい」と言われた場面以外でも，このスキルを使って練習してきてください，と言われたことで，「断る」という場面を自分で探すようになると思うし，実際に使ってみようという気持ちにもなると思います。

　そうですね。これだけシンプルなスキルであっても，ハネダさんの場合は表情がポイントになるし，オクイさんの場合は，なるべく後に引っ張らず短く切り上げていく，それが自分のストレス対処にもなる，といったことがポイントになりました。こんなふうに，同じスキルを扱っていても，個別の部分ではずいぶん違ってくるわけです。これがより複雑なスキルだったり，同じスキルでも何回か練習していくと，もっともっと個別的に展開していくことになります。これが「ステップ・バイ・ステップ方式」の特徴です。

　それから，今のデモンストレーションでは，練習の相手役もリーダーがやり，正のフィードバックもまずはリーダーが行い，改善点もリーダーだけが

提案するという，とてもシンプルな形で行いました。もちろん，リーダー以外の人が改善点を提案するのがいけないわけではありませんが，メンバーの一番近くで観察して，個人目標や指導計画などを把握しているリーダーからきちんと提案していきます。あるいは，本人が自分の学習目標を正しく同定できるか，という意味で，本人に尋ねて引き出す，ということも含めています。

では，皆さんから感想やご意見，ご質問などお願いします。

3）質疑応答

> **受講生1**：オクイさんのドライランで，そこにとどまってしまって，何回も依頼をされ，それを何度も断らなくてはいけないという場面がありましたよね。追加のロールプレイで，オクイさんは1回で修正ができましたが，メンバーとの実際のセッションで，何回やってみてもその部分が修正できないときは，どういうふうに進めたらいいでしょうか。

本当に苦手な部分であれば，すぐにうまくいかないのは当然ですね。ご質問のような場合は，リーダーかコリーダーが補助的な指導技法を用いるとよいと思います。

たとえば，うまく立ち去れないところで，コリーダーの珠江さんが，オクイさんの耳元で「立ち去りましょう」などと言う，つまりコーチングを用います。少し援助を受けながら練習してみて，次のロールプレイでは援助がなくてもできるようにしていく，つまりフェーディングを用いるなどします。このように段階を踏んだロールプレイで，行動形式をしていきます。

うまくできないままに，ただ「最後に立ち去ってみましょう」とのみ教示してロールプレイを重ねるのは，失敗体験だけが積み重なってしまうので好ましくありません。その部分が苦手で練習しているわけですから，それをどのように学習しやすくしていくか，というのがリーダーの技法です。そのためには，コーチングのような補助的な指導技法も大変有効です。

受講生2：今の全体へのモデルでは，コリーダーの珠江さんが相手役で，「お金を貸してくれない？」と言って，リーダーが断るところを見せましたよね。それが各自のロールプレイでは，リーダーが「お金を貸してくれない？」と言う相手役になっていましたね。相手役を演じる人が変わるとメンバーが混乱するのではと思いますが，やはりここではリーダーが相手役になった方がよいのでしょうか？

　今回はベラックのデモンストレーションを再現したもので，必ずこうしなくてはいけないということではありません。東京でのデモンストレーションでは，通訳の関係もあってコリーダーをつけたこのような形になりましたが，実際にはリーダーが1人でセッションを行うやり方がベースになっています。そうすると，リーダーが相手役もしなくてはなりません。
　私も1人でセッションを運営する場合は，全体へのモデル提示や補足モデリングの相手役だけは誰かにお願いして，個別の練習では全部私が相手役をやっていました。これはおそらく，ベラック自身のやり方に近いと思います。
　コリーダーがいるのであれば，むしろそのまま個別の練習の相手役もやった方が混乱もないし，リーダーはメンバーの練習をより集中して観察できますから，それでももちろんいいと思います。それは，リバーマンのスタイルでもベラックのスタイルでも同じことでしょう。

受講生2：そうすると，リーダーがメンバーのそばについてあげて，プロンプティングやコーチングをやっていくことになるんでしょうか？

　ドライランでは援助なしにそのままやってもらいますが，追加のロールプレイで，相手役をコリーダーがしている場合は，リーダーがメンバーのそばについて，耳元でコーチングをしたりします。

受講生3：宿題設定で，「生活の中でこのスキルを使うような場面がありそうですか？」と質問したときに，メンバーが「まったく同じような場面はないで

す」と言うなど，自分の生活の中で照らし合わせができなかったり，「妥当でない依頼とは，どういう依頼のことか」といったところにひっかかってしまって宿題を持ち帰れない場合には，リーダーはどのような援助をしたらいいでしょうか。

　先ほどのデモンストレーションでは，私が「こういうスキルを使うような場面はありそうですか」と聞いたとき，オクイさんは「多分，あると思います」としか答えませんでしたが，「職場や家族との間などで」と具体的に伝えましたら，少しイメージができたようでした。こんなふうに，その人の生活状況に応じた具体例を出してあげることが重要になるでしょう。実際には，「いつも断れなくて困っているような場面はあるか」ともっと具体的に尋ねていって，そのことが近いうちにまた起こりそうならその場面を宿題にする，といった設定の仕方もします。加えて，「それ以外にも何か頼まれて困るようなことが起こったら，今日練習した手順でこのスキルを使ってみてほしい」という宿題も同時に出します。

　次に「妥当ではない依頼」という意味をメンバーが理解できなかったらどうするか，というご質問でした。スキルそのものの概念や定義に対して，メンバーが理解しにくいとか疑問があるという場合には，最初の「スキルの意義解説」の部分できちんと確認しておくべきです。先ほどのデモンストレーションで，私は最初に「こういった場面が自分の生活であるかどうか」と聞いていきましたね。「スキルの意義解説」では，単にリーダーが一方的に解説するのではなく，メンバーの体験などを引き出しながら，これから学習するスキルがどんなふうに自分の生活や目標に役立つか，といった話し合いをすることが非常に重要です。その中で，「そのスキルを使う場面は思いつかない」とか，「それって何ですか？」といった意見が出されたら，それをしっかりと扱って，具体例を出しながら，「こういう場面だったらどうか」「あなたの場合はこういうことがあるんじゃないか」など，メンバーの意見や体験を引き出しながら，理解を深めてもらうことをしていくと思います。リー

ダーは事前にアセスメントをしているはずなので，それをもとにいろいろ例を出すことができますよね。

　　受講生3：事前のアセスメントによって，具体例の内容や援助の工夫も変わってくるということですか？

　そうですね。実際のセッションだと事前のアセスメントによって，メンバーの生活状況や普段起こりうる対人場面などを把握していますから，それにもとづいて提案していきます。今も，皆さんお仕事を持っているということで，たいてい職場の中でそういった場面は起こるだろうといったような，ざっくりしたアセスメントをしながら場面を想定しています。
　宿題設定のときにも，ご家族の中ではどうか，職場ではどうか，などと尋ねていくと，具体的な場面が浮かびやすくなります。

　　受講生4：ステップ③の「理由を言う」ときの，理由の内容についてです。たとえば，「実は借金があって」などと適切でない理由を言ってしまった場合，どうすればよいのでしょうか。

　もしその「理由」が場面にふさわしくないな，とリーダーがひっかかるようなら，それはメンバーの処理技能の問題になってくると思います。私だったら「そういうふうに伝えることが，あなたの生活をよりよくしていくうえで適切かどうか，効果的かどうか」ということを本人に聞いてみます。
　このようなフィードバックは，決してメンバーを非難するものではなく，「今，理由を言ってくれたけど，そのやり方で相手にうまく伝わるだろうか」「より効果的な方法が他にあるか」といった確認を本人と一緒にしていくということです。たとえば，「自分が相手の立場だったらどう？」と聞いてみたり，ロールリバーサル（役割交代）をしてもらったり，相手役に意見を聞いてみたりという過程の中で，その人の処理が修正されていくということはありえます。ですから，このような点が問題となる場合は，処理技能を評価し，幅を広げていけるような援助をするのがよいと考えます。

Session 6

演習:「スキルとステップ」の使い方
基礎的スキルトレーニング「ほめる」

　では,ここからまた全体で演習をしていこうと思います。「強化」のスキルアップをめざしつつ,「ステップ」を用いて「スキル」を学習することを体験していただくのが目標です。基礎的なスキルトレーニングとして,「ほめる」を取り上げました。私がリーダーで,コリーダーを珠江さんにまたお願いします。今度は皆さん全員にセッションを体験していただきます。

1. 学習するスキルの紹介と意義解説

リーダー:では,セッションを始めましょう。相手の人のいいところを見つけて,それについて具体的にほめるというのは,その人に対して感じた前向きな,肯定的な気持ちを伝えるとてもよい方法の1つですね。相手のよい点に気づいて,それを伝えていくことができると,シマダさん,どうでしょう,その人との人間関係はどうなりますか?

シマダ:よくなると思います。

リーダー:そう,よくなりますね。ほめることが会話の糸口になったりもしますし,これがうまくできるようになると,私たちの生活がより豊かになるかもしれません。それから,今日お集まりの皆さんはSSTのリーダーをやっている方たちですから,いいところを見つけて,きちんとポイントを押さえて伝えることができれば, SSTのフィードバックにもきっと役に立つと思います。どうですか,珠江さん。

表3 「ほめる」スキルのカリキュラム用技能シート
（ベラックたちが作成したものをもとに著者が改変）

基礎的スキルトレーニング：ほめる（giving compliments）

《このスキルの意義》

　具体的に相手の人の何かをほめることは，「肯定的な気持ちを伝える」ことのよい方法の１つです。相手のよい点に気づいて，それについて感じた肯定的で前向きな気持ちを伝えることができれば，お互いによい印象を持つことができ，よい人間関係を築く助けになるでしょう。人のよいところをみつけて，ポイントをおさえてほめることが上手になれば，ＳＳＴの中で正のフィードバックをするときにもきっと役立ちます。ステップにそって，チャレンジしてみましょう！

● 「相手をほめるスキル」のステップ
　① 相手の顔を見る
　② 肯定的で誠実な声の調子で
　③ 相手の何がいいと思うのか具体的に伝える

＊ポイント！

★ほめる内容は……？

★ほめるときには……？

コリーダー：絶対役に立ちます。私は今，一生懸命，セッション中の「ありがとう」禁止をやっているんですが，本当に大変です。うまくほめることができたらいいと思います。

リーダー：そうですね。自分自身の人間関係もよくなりますし，SSTセッションでも，リーダーとして上手に正のフィードバックや強化ができると，セッションがより効果的なものになって，メンバーも楽しく取り組めるようになるでしょう。今日はぜひこのスキルを皆さんと一緒に練習していこうと思います。

【解説】
　グループ全体に共通の目標を伝え，各自にこのスキルがどんなふうに役立つかという説明をしました。
　カリキュラム用技能シート（☞用語解説）に英語で「giving compliments」と書いておいたのは，「ほめる」というと抵抗を感じる方がいると思うからです。「SSTでは，ほめろ，ほめろと言われたけど，子どもじゃないんだし……」というような気持ちになることは，メンバーにもリーダーにもあるでしょう。大人になれば，「よくできたね」という意味だけではなく，もっとはっきりした評価や報酬が欲しい場合もあるでしょうし，ほめられるのは恥ずかしくて嫌だということもあるでしょう。「compliments」は，もともと敬意を持って称賛するという意味なので，このようなイメージで「ほめる」ということを考えていただけると，使いやすくなるのではないかと思います。
　SSTのセッションでは，「ほめる」というよりは，「よい強化をしよう」とか「具体的によい点をフィードバックしよう」ということを念頭に置いていれば，正のフィードバックもしやすくなると思います。

2．ステップについての話し合い

リーダー：今回は非常にシンプルなスキルなので，ステップは3つです。では，ノグチさんにステップの1番目を読んでもらってよろしいでしょう

か。
ノグチ：「相手の顔を見る」
リーダー：大変よく聞こえる声で読んでくださって，すごくいいと思います。このステップは，コミュニケーションの基本の基本ですね。相手のよい点を伝えようと思っているのに，視線をそらしていたり，そっぽを向いていたのでは，まったく伝わらなくなってしまいます。ちゃんとその人に言っている，ということが伝わらなくてはならないわけですから。それでは，ハネダさん，ステップの2番目を読んでください。緊張しているかな？　でも，これが過剰学習です。何度もやれば，緊張の度合いも減っていくという負の強化になるから，ぜひどうぞ。
ハネダ：「肯定的で誠実な声の調子で」
リーダー：そうですね。とても穏やかな声の調子で読んでくださって，いいと思いますね。こういう前向きな気持ちを伝えるときは，わざとらしくてもいけないし，ぶっきらぼうでもよくないですよね。ここではちょっと難しい言い方をしていますが，要は「気持ちを込める」ということだと思います。「本当にそう思っていることを伝えようとする声」です。では，タムラさん，3番目のステップをお願いします。
タムラ：「相手の何がいいと思うのか具体的に伝える」
リーダー：そうですね。はっきり読んでくださいました。たとえば，タムラさんのセーターの色をほめようと思っているのに，「タムラさんの，何か，洋服の，その，全体の感じが，なんだかすごくいい」と言ったとしたら，どこをほめられたかわからないですよね？　でも，「今日着ているセーターの色がすごくいいと思う」と言ったら，具体的に伝わるでしょう？　こんなふうに具体的に，簡潔に，率直に伝えるのがポイントの1つです。
　皆さんにカリキュラム用技能シート（表3）をお渡ししてあります。「ポイント」の欄が空欄になっていますね。まず1つめの「ほめる内容」ですが，相手をほめるのにどんなことが適しているでしょうか？　オク

「ほめるスキル」を用いるときのポイント

★ほめる内容は……？
「目で見てわかるもの」が適切！
- 身につけているもの：例）洋服，靴，持ち物，バッグなど
- 髪型，女性同士ならお化粧
- その人の行動

★ほめるときには……？
→気がついたらすぐに伝えよう！

イさん，いかがですか？
オクイ：その人の身につけているもの。
リーダー：そう，身につけているもの。コリーダーの珠江さん，ホワイトボードに書いておいてください。これはいいですよね。お洋服や靴，バッグとか。アビコさんは？
アビコ：化粧とか，ヘアスタイルとか。
リーダー：そうですね。女性同士だとお化粧の話題は「どこで買ったの？」「どこのメーカー？」というように会話の糸口になったりします。でも，男性が女性のお化粧をほめるのは，かなり高度なテクニックなので，うんと上手になってからにしてくださいね（笑）。髪型は男女問わずにいいですね。それから，髪型が変わったのに気づいたら，すぐに言うのがいいですよね。職場の同僚に会って，「ああ，髪型が変わったなあ，似合ってるなあ」と思っているのに，伝えるのが3日後になってしまったら，ちょっとがっかりされてしまいます。「気がついたときにすぐ伝える」，これは「ポイント」の欄の「ほめるときには？」にあたる部分ですから，メモしておきましょう。SSTのセッションで言えば，即座にフィードバックをするということにもつながりますね。

少し高度になりますが，「その人の行動についてほめる」というのもよい内容です。「いつもハキハキ話していていい」とか，「頼んだことを

「ほめるスキル」練習の手順

- まず，リーダーのモデルをよく観察してください。
- 次にペアになってロールプレイで練習をします。
- ペアで交代してそれぞれ練習してください。
- 相手役になった人は，主役の人がステップをどんなふうに使っているか，よく注意して観察してください。そして伝えられたほめ言葉に対してうれしいと感じたら，
　　① 相手の顔を見て，② お礼を言って，③ ほめられてどんな気持ちになったか，④ ほめられたものについてどう思っているか……を伝えましょう。
- 宿題を出します。実際の生活の中で，繰り返しスキルを使ってみることが大事ですから，ぜひ取り組んできてください。

すぐにやってくれて本当に助かる」などです。つまり，行動について観察し，正のフィードバックをするということになります。これはまさにSSTのリーダーに必須のスキルです。ただし，ほめる内容にはNGがあります。わかる人は？

オクイ：顔。

リーダー：そう，お化粧，あるいは表情はいいのですが，顔そのものについてはNGなんですよね。以前，SSTのグループでとったアンケートでは，女性陣は全員ノーでした。顔は，ほめられても本当だと思えなくて，すごく嫌なんだそうです。

　以上を踏まえて，今日は皆さんとこのスキルを練習していきます。
　まず私たちのモデルをよく観察してください。その後ペアになって，ロールプレイで各自の練習をしていただきます。それから交代して，もう1人の方にも練習してもらいます。おまけとして，ほめられた側の人はうれしいと感じたら，こういうふうに応じるのを心がけてください。相手の顔を見て「ありがとうございます」。さらに何か気持ちがわいたら，「そう言ってもらえるとうれしいわ」とか「これ，すごく気に入ってるの」「どこそこで買ったのよ」などと伝えてみてください。

3．全体へのモデリングとふりかえり

リーダー：では，これからモデルを1つお示しします。シマダさん，私と珠江さんでモデルのロールプレイをしますが，2人のうちどちらに注目しますか？

シマダ：主役である幸江さんに注目します。

リーダー：そうですね。この「ほめるスキル」を使うのは私ですので，スキルのステップをどんなふうに使っていたか注目していてください。後で皆さんと確認します。では，始めます。

■リーダーとコリーダーによるモデルのロールプレイ

> リーダー：珠江さん，今日着ているスーツのスタイル，とても格好いいですね。
> コリーダー：ありがとうございます。そんなふうに言ってもらうとうれしいです。これね，気に入って買ったやつなんですよ。

リーダー：ここまでです。では，早速確認していきましょう。こちら側に座っている方は，私の顔がよく見えたと思います。コヤマさん，私は珠江さんの顔をきちんと見て話をしていたでしょうか。

コヤマ：はい。見ていました。

リーダー：大丈夫でしたか。他の方もうなずいてくれているので，強化されました。では，カワギシさん，私の声の調子はどうだったでしょう。ぶっきらぼうだったり，気持ちのこもらない感じではなかったですか？

カワギシ：すごくこもっていました。

リーダー：このぐらいの声の調子だといいでしょうかね。大変よく聞いてくださいました。では，キムラさん，私は珠江さんの何がいいと言っていたでしょう。

キムラ：「スーツが格好いい」と言っていました。

リーダー：そうですね。「スーツのスタイルが格好いい」と言いました。相手役をしてくださった珠江さん，こういうふうにほめてもらうのは，お気持ちとしてはどうですか？

コリーダー：ロールプレイでも言ったように，やはりうれしいし，具体的にスーツをほめてもらったので，よりうれしく思いました。

リーダー：それで，「気に入って買ったんです」というふうに，珠江さんが「ほめ言葉を受け入れる」ためのステップを使って応じてくれたので，もしかするとこの後，「どこで買ったの？」とか，「値段，どのくらい？」などと会話が続いたりするかもしれませんね。このように，「ほめる」スキルは会話の糸口にもなり，自分の気持ちを伝えるための基礎となるものですから，ぜひ，皆さんで練習していきたいと思います。

4．ペアになってのロールプレイ

リーダー：では，今のモデルと同じやり方で結構ですから，皆さん，ペアになって練習していただきます。このスキルを学習するのは初めてですから，いきなりハードルを上げたりせずに，基本的なところから取り組んでみましょう。

　相手役の身につけているものや髪型など，目で見てはっきりわかるものについて，いいなと思う点を一言，伝えてください。相手役は，伝えられてうれしかったらお礼を言って，そう言ってもらえてどんな気持ちだったか，それから，ほめてもらったものについて一言いう，というふうに伝え返してください。

　それから，相手役にお願いしたいのは，「ほめ言葉を受け入れる」ことを伝えつつ，主役の人が「ほめる」スキルのステップをきちんと使えているかどうか，どんな点がよいか，よく観察していただきたいことです。後で確認しますから，ちゃんと覚えておいてくださいね。三重構造

みたいで少々複雑ですけれど，皆さんでしたらできると思いますので，やっていきましょう。

　ペアになったら，2人で話しやすい距離に座ってみてください。準備ができたら，まずどちらが主役をやるか，決めてください。後で役割を交代します。最初に主役の方をやる人は？　オーケー。では，始めてください。

——ペアになってロールプレイ体験——

リーダー：では，やってみてどうだったか確認してみましょう。こちらのペアでは，今スキルを使ったのはどちらですか？
マツムラ：私です。
リーダー：では，マツムラさん，さっきやったような感じで，もう一度，私に見せてもらってもよろしいですか？　皆さんもこちらに注目してください。マツムラさんがスキルを使う人，イシカワさんが相手役です。では，マツムラさんからどうぞ。

■受講生のペアによるロールプレイ

> マツムラ（主役）：イシカワさん，イシカワさんのきょう履いていらっしゃる，その靴の色，すごくすてきだと思うんです。いいですよね。
> イシカワ（相手役）：そうですか。ありがとうございます。すごく迷って買って，似合うのかなと思っていたので，そう言ってもらえてうれしいです。

5．ペアのそれぞれへの正のフィードバック：強化

リーダー：結構でした。マツムラさんはしっかりとイシカワさんの方を見ていたし，少し身を乗り出してお話しされたのも，気持ちが伝わりやすく

ていいと思います。それから，具体的に「靴の色がいい」と伝えていました。お隣で聞いていたカワギシさん，マツムラさんの声の調子はどうでしたか？

カワギシ：ちょうどよかったと思います。

リーダー：そうですね。相手役のイシカワさんは，マツムラさんからほめ言葉を伝えてもらったことに対して，きちんと「ほめ言葉を受け入れる」スキルで応じていましたね。イシカワさん，こういうふうに伝えてもらうと，お気持ちとしてはいかがでしょうか？ マツムラさんに少し伝えてあげてください。

イシカワ：ほめるときには靴を見て，それからまた僕の方に視線を合わせて，というふうに何回かやってくださったのでとてもよかったです。やさしい言い方ですし，うれしかったです。

リーダー：イシカワさんの今のフィードバックもとても細やかで，きちんといろんな点に着目して，しっかりと伝えていましたよね。これもマツムラさんへの強化になるわけです。マツムラさん，今，ご自分でスキルを使った後に，こんなふうに相手役のイシカワさんから言ってもらうと，どういうお気持ちになりますか？

マツムラ：「今，こういうところがうれしかった」というのを具体的に教えていただいたので，すごく参考になりました。

リーダー：そうなんですよね。これが正のフィードバック，強化ということです。「ほめる」ということ自体が強化になって，今はそのスキルを練習しているわけですが，そのスキルに対してさらに今，正のフィードバックがありました。そうするとマツムラさんは，「ああ，ほめるときは，こういうふうに言えばいいんだ」とわかって，今後，別な人のことをほめてみたいと思ったり，よいところを見つけて伝えたいという場面では，「視線の合わせ方や声の調子はこんなふうにしよう」「具体的に伝えるようにしよう」と今日の練習を思い出して，またこのスキルを上手に使うことができますね。強化によって般化が促進されるということです。

6．宿題設定：般化のために

リーダー：では，マツムラさん。今，練習してみて，このスキルをあなたの生活の中，たとえば誰との間で，あるいはどんな場面で使えたら，これから役に立ちそうですか？

マツムラ：そうですね。普段あまり話さない職場の人と，会議が始まる前などに，自分の気持ちをリラックスさせるためにも，ちょっと使ってみようかなと考えています。

リーダー：なるほど，いいですね。あまり話したことがないけれど，これから一緒にお仕事をしていくという関係性の人と，自分が緊張しているようなときでも，ちょっとした会話のきっかけ作りにとてもいいと思います。新しい人と知り合うときなどにも使えますね。それから，マツムラさんはご自身でSSTのリーダーもやっていらっしゃるんですよね。

マツムラ：はい。

リーダー：そうすると，セッション前などに，メンバーさんの洋服についてとか，髪型を変えてきたとか，会話のきっかけにも使えますね。

マツムラ：そうですね。

リーダー：SSTのセッションの中ではどうでしょう。たくさん機会がありそうですね。

マツムラ：あ，そうですよね。

リーダー：そうすると，私と次に会うまでにたくさん宿題がやれそうですね。

マツムラ：そうですねぇ。

リーダー：今日は時間の都合もあって1回しか練習しませんでしたが，とても上手にやっていらっしゃったので，ぜひ実際の生活で，この「ほめる」スキルをたくさん使っていただきたいのです。具体的には，さっきお話ししたような，職場で会議が始まる前のちょっとした会話とか，初対面の人との会話，あるいはセッションで会うメンバーさんとの間など，

普段の生活の中でいろいろな場面がありそうですね。テキストに宿題用のシート（表4）が入っています。宿題の記入欄は3つしかありませんが，なるべく機会をたくさん見つけて，いろいろな人と，いろいろな場面で宿題をやってきてください。そして，実行した結果をシートに記録して，ぜひ次のセッションで報告してください。

【解説】

　こんなふうに宿題を設定していきます。今，マツムラさんが練習したスキルも，練習通りにイシカワさんとの間で，しかも靴をほめることにしか使えないものだったら，このスキルはマツムラさんの実際の生活にまったく生かされなくなってしまいます。けれども，宿題設定の場面で，実際の生活の中では誰との間で，どんな場面で使えそうか，このスキルがどんなふうに使えたら自分の生活や目標に役立ちそうか，と尋ねていくことで，実生活で応用・活用できる場面がいろいろと出てきます。それでマツムラさんはこのスキルを自分の生活の中で練習し，実生活で本当に生かしていけるようになります。つまり般化されていく，ということです。

　今回のワークショップで事前にとらせていただいたアンケートでは，皆さんが実施しておられるSSTの頻度はたいてい週1回で，月1回から3回など週に1回以下というところもかなりありました。日本の現状としては仕方のないことかもしれませんが，圧倒的な頻度の少なさということが厳然とあります。リバーマンやベラックたちは，週2回から4回，あるいは毎日セッションを実施しますから，宿題が1つしか出ないとしても，明日か明後日にはまたセッションで練習ができます。しかし，日本の状況では，実際の生活の中で練習する機会が1週間に1回しかないということになってしまいます。さらに，マツムラさんの練習で言うと，練習の通りにイシカワさんとの間でしかできないような宿題の出し方をしてしまったら，イシカワさんと宿題を実行する機会がなかった場合，次のセッションまでまったく練習ができないことになります。そうなると，せっかく学習した内容はおそらく消去されてしまうでしょう。

　ですから，実生活の中でなるべくたくさん練習できる機会を持てるような宿題

表4　宿題用シート

◆チャレンジシート◆

皆さんの生活場面で，今日学んだ「相手をほめるスキル」を実際に使ってみましょう。そして試した結果をメモしておいてください。スキルは実際にたくさん使えば使うほど自分のものになっていきます。ぜひチャレンジしてみてください！

！レッツ・チャレンジ！：相手の「ここがいいな」と思うことをみつけ，スキルのステップを使ってそれを伝えてみること。（例：SSTでロールプレイを終えたメンバーに正のフィードバックをするとき／同僚がステキな洋服を着ていることに気づいたとき／メンバーが髪型を変えてきたとき／家族がなにか手伝ってくれたとき……など）

スキルを使った日：　月　日

相手：　　　　　　　　　　　　　　場面：

ほめた内容：

伝えるときに工夫した点：

伝えたときの相手の表情や様子は？：

宿題のてごたえは？（○で囲んでください）

　　（とてもよくできた　　　かなりよくできた　　　まあまあ
　　　あまりよくできなかった　　　　まったくできなかった）

スキルを使った日：　月　日

相手：　　　　　　　　　　　　　　場面：

ほめた内容：

伝えるときに工夫した点：

伝えたときの相手の表情や様子は？：

宿題のてごたえは？（○で囲んでください）

　　（とてもよくできた　　　かなりよくできた　　　まあまあ
　　　あまりよくできなかった　　　　まったくできなかった）

スキルを使った日：　月　日

相手：　　　　　　　　　　　　　　場面：

ほめた内容：

伝えるときに工夫した点：

伝えたときの相手の表情や様子は？：

宿題のてごたえは？（○で囲んでください）

　　（とてもよくできた　　　かなりよくできた　　　まあまあ
　　　あまりよくできなかった　　　　まったくできなかった）

★宿題をやってみて，気づいたことなどあればメモしておきましょう！

の出し方を工夫することが必須になります。セッションの頻度が低い構造の中でも，いかに学習が消去されないで，継続して般化に向けての練習ができるかという工夫は，治療者側がしていくべきです。そのポイントが宿題の出し方であり，練習中の強化です。

　可能な場合は，週に2回以上のセッションを実施するとものすごく効果が上がりますので，ぜひチャレンジしていただけたらと思います。

7．役割を交代してのロールプレイ

リーダー：さて，今度は役割を交代してください。さっきほめてもらう側だった人は，今度は「ほめる」スキルを使う側になります。スキルのステップをきちんと意識してやってみてください。ほめられる側になる人は，相手役の使っているスキルについて，きちんとフィードバックできるようにしっかりと観察してください。よろしいでしょうか。では，用意スタート。

――役割を交代してのロールプレイ体験――

リーダー：皆さん，終わりましたでしょうか？　今度はこちらのペアにお聞きします。キムラさんがシマダさんに対してスキルを使ったということですね。では，今やった通りで結構ですので，私に見せてください。他の皆さんもスキルのステップに注目しながら，一緒に見ていてください。よろしいでしょうか。リラックスしていきましょう。では，用意スタート。

■受講生のペアによるロールプレイ

キムラ（主役）：こんにちは。
シマダ（相手役）：こんにちは。
キムラ：履きやすそうな靴で，とてもすてきですね。
シマダ：どうもありがとうございます。そうなんです。とっても歩きやすいんですよ。
キムラ：そうですか。
シマダ：はい。

［ペアのそれぞれへの正のフィードバック：強化］

リーダー：結構ですね。今日は靴をほめるのが流行っていますね（笑）。キムラさんはしっかりとシマダさんの靴と，シマダさんの顔と，両方バランスよく視線を送って，とてもやさしい感じの声で伝えていらっしゃったのが，私はすごくいいと思いました。シマダさんの方からはどうでしょう。キムラさんのスキルの使い方について，よかったなと思うことを伝えてあげてください。

シマダ：本当にやさしい感じでした。自分も気に入っている靴をほめてもらったので，とてもうれしいし，この後もっとお話ししたいなと感じました。

リーダー：そうですね。キムラさんから「履きやすそう」と伝えて，シマダさんからも「とっても歩きやすいんですよ」と伝えてくださっていたので，コミュニケーションがとてもスムーズでよかったと思います。練習してみたキムラさんはどうですか？

キムラ：緊張はしたんですけど，本当にすてきだなと思ったことを伝えられて，自分もうれしかったです。

リーダー：そうなんですよね。相手にちゃんとほめ言葉を受け取ってもらえると自分もうれしくなるという，相互交流としてもとてもよいスキルです。お互いに具体的に伝え合っていて，非常に明確でいいと思います。

[宿題設定：般化のために]

リーダー：では，キムラさん。このスキルを宿題にすると，誰との間で，あるいはどんな場面で使う機会がありそうですか？

キムラ：そうですねぇ，家庭だと，子どもに対しては特に厳しく目が向いてしまいますので……

リーダー：家族は，特にそういうものですね。

キムラ：家族に対してほめるといった機会はなかなかないですね，今ふりかえると。ですから，それは私にとって必要かなと思います。

リーダー：ご自分にとっても必要，ということですね。

キムラ：そういうことができるといいなと感じます。

リーダー：そうですね。家族というのは意外と，何かしてもらって助かったり，頑張っているところをほめてあげたい気持ちがあっても，伝えにくいところがありますね。逆に，嫌なところやできていないところばかり目について，ストレスになってしまったり。ですから，相手のいいところを見つけていく構えになると，自分も少し気分がよくなるし，相手にとってもうれしいことなので，関係性自体もよくなるでしょう。そういう意味でも，ご家族との間でちょっと試してみるというのはすごくいいと思います。

キムラ：あと，職場でもワサワサ忙しくしていますので，お礼を言うとか，ほめるとかということを，あまりしていないんですね。やっぱり人間関係をよくしていくうえで，またいい仕事をしていくうえでも，すごく大切になるかなと，今感じました。

リーダー：そうですね。職場の人間関係でも，服装や何かのことでなく，その人がやってくれたことに対して「それは助かる」とか「こうしてくれて本当によかった」というような，肯定的な気持ちを伝えていくことができたら，すごくいいと思いますね。これは「ほめる」の応用編になりますが，キムラさんは，ご自身でもSSTのセッションをやっていらっしゃるんですね？

キムラ：はい。

リーダー：すると，セッション中やその前後で，メンバーとの間でこのスキルを使う機会はたくさんありそうですね。SSTのときにはコリーダーさんがいらっしゃる？

キムラ：はい。

リーダー：でしたら，コリーダーさんとの間でも「いつも手伝ってくれて助かっている」とか，そんなふうにスキルを応用して言えるかもしれません。

キムラ：そうですね。

リーダー：たくさん機会がありそうですね。では，宿題の用紙がありますので，それを持ち帰って，ぜひ今言ったような機会を見つけてチャレンジしてみてください。大変結構でした。

8．まとめ

　演習はここまでです。本当は，もっとスキルをみがくために繰り返し練習するのが通常の手続きですが，今回はまず，「スキルをステップで学習する」という体験をしていただくことが目標でした。

　こういったスキルについては，私たちはごく自然に，普段からある程度はできているのだと思いますが，改めて行動（＝スキル）を細分化して（＝ステップ）認識することは，SSTのセッションでメンバーに対して言葉で解説したり，モデリングをしたりして指導するときに，とても必要なことです。

　体験していただいておわかりのように，スキルをステップに分解すると私たちも学びやすいわけです。患者さんたちは認知機能のさまざまな問題を抱えてはいるけれども，「スキルはいくつかのステップに分かれていて，この手順にそって練習していけばやりやすいから大丈夫。だから，安心して一緒に学習しましょう」と伝えていけるはずです。そして，今のように私たち自身が「ほめる」スキルを使ったり，相手に具体的にフィードバックするとい

った技法を用いて，メンバーに対して日常的に「強化」を提供していくこともできます。セッションのときだけではなくて，実際の生活場面でスキルを使っている様子を見つけたら，その場でフィードバックしてあげるとよいでしょう。デイケアや作業療法のプログラムに参加したこと，プログラムを休む連絡を自分できちんと入れたこと，挨拶してくれたことなど，さまざまな場面があると思います。

　それから，患者さんたちは結構，私たちをほめてくれるんですね。私は長期入院の方の病棟を訪ねるときなどには，「患者さんも話題が作りやすいかな」とちょっと意識して，それなりにきれいな服装で行くように努力したりしています。そうすると患者さんたちが，「先生，きょうのスカートの色がとってもすてきね」などと言ってくれて，私はそれに対して「ありがとう，そう言ってもらえるととてもうれしいわ」と「ほめ言葉を受け入れる」スキルを使って応じます。もちろん，本当にうれしいからなのですが，ともかく，そういうことも強化になるのではないかと意識して対応しています。

　このように，強化のチャンスはゴロゴロ転がっていますので，ぜひ，皆さん，日々の臨床の中で，あるいは日常生活の中で，今回体験した「ほめる」スキルを使ってみてください。

　せっかく今日練習しましたから，宿題シートをお渡しします。明日のワークショップが始まるまでの時間しかありませんが，皆さんの生活場面で「相手をほめる」スキルを実際に使って，その結果をメモしてきてください。ご家族に対してでも，私たちスタッフや参加者同士でもかまいません。

　これを宿題にして，1日目のワークショップはこれで終わります。明日はまたまたハードですので，しっかり食べて，よく眠って，お集まりください。

SST Column

宿題は般化じゃない，練習だ！

　SSTでは宿題が出ます。認知行動療法（CBT）だから当然のことですが。ただ，SSTにおける宿題に対する認識が日本ではまだまだ甘いんじゃないかな，と思う今日このごろなのである。日本で一般的とされている「週1回」（あるいはそれ以下）のセッションって絶対的に少ない，少なすぎる！　むしろ学習したものが消去されちゃうような間隔だったりする。でも，そこに文句を言ってもしょうがない。診療報酬の問題，マンパワー不足，予算の問題やらいろいろ抱えながらみんながんばっているのだから。そこで，週1回という頻度はSST実施者にとってとてつもなく大きなハンディであると自覚したうえで……さて考えましょう。このハンディをどうやって克服するか，補うのか。

　私はそれを補うのは宿題だ，と思っている。宿題の出し方いかんでこのハンディはかなり克服できるはず。逆に言えば宿題の出し方によっては，ただでさえセッションの頻度が低く，練習の機会が少ない日本のSSTの現状にさらに拍車をかけてしまうことになるのだ。

　そこでまず，日本全国的な誤解をここでも1つ解消しておかないと話は始まらない。「宿題は般化じゃない，『練習』だ！」……あちこちの研修でこのセリフを何度絶叫したことだろう。「宿題で般化します」……？　そんなわけないのだ！　宿題はあくまで「般化のための練習」なのだ。般化を促すきわめて重要な要因の1つではあるけれども，般化そのものではない。しかも一般的な日本のSSTでは，宿題は1週間に1個しか出ていないことが多い。つまり，そのセッションで練習した内容だけを持ち帰る，ということだ。そうすると，その限定的な場面を使って，宿題として1回練習したら次のセッションまで練習しないことになってしまう。それでは当然般化は達成されない。しかもスキルを学習するということは，その場の問題を解決することではない。スキルを身につけた結果問題が解決できればそれはよい。目標は問題を解決できる力をつけること，である。そこを忘れてしまうと出された課題場面

を解決しておしまい，という本末転倒の結果になってしまう。宿題がその場の問題解決だけで終わっては意味がないのだ。

　だいたいなぜ宿題が1つしか出ないのか。そもそも，アメリカでのセッションは週2～4回がスタンダードだから，1回のセッションでの宿題が1個だとしても，またすぐにセッションがやってくるから大丈夫なのだ。といってもリバーマン先生の宿題の出し方は，たとえば「少なくとも3人の人と自己紹介をし，挨拶をして相手の身につけているものを1つほめてくる」なんていう内容だったりすることもあって，1つの宿題が同じ技能を3人以上に使ってくるということになっている。しかもこの場合，週2回のセッションだったりする。週2回でこういう宿題が出されているということは，単純計算で毎日1回は宿題を実行することになる。般化というのはご存知の通り，その人が練習した技能が他の場面に移行しても使えること，さらにはそれが身についてその人のレパートリーになる，すなわち場面に応じて必要なときにはいつでもその技能が使えるようになること，なのだ。それを週に1回のセッションと週に1個の宿題で達成しろというのは，あまりに酷ではないか……？

　私のセッションでは，メンバーは1人につき3～4個（もっと多いこともある）の宿題をこなしてくる。なんといってもリバーマン先生の宿題の出し方に，私自身，「目からウロコ」で，とっても納得したのである。そしてベラック先生も「このスキルが必要な機会を見つけてなるべくたくさん練習してくるように」という宿題の出し方をしている。私としてはこの尊敬すべき2人の先生の意見に反対する理由などあるわけがないのだ。だから私はメンバーに言う。「だって1週間あるでしょう？　2日に1回やるだけで3回は宿題できるじゃない！　そうやって普段の生活の中で実際にスキルを使うことを積み重ねれば，そのスキルは必ずあなたのものになる！」と。別にスパルタしているわけじゃない。だって，宿題は練習なのだから‼　たくさん練習すればするほどスキルが自分のものになってその人の目標に近づけるのだ。それが般化へのまず第一歩だ，と私は思って，そうメンバーにも伝え続けている。

SST Column

スキルは身を助ける!!

　スキルが般化されるとはどういうことか，については「宿題は般化じゃない！練習だ！！」の項にも書いたが，実際に般化されるとどういうことが起こるのか，スキルがレパートリーとして獲得されればその人を助ける力になる，っていうのはこういうことかなあと思ったエピソードがあるので書いてみようと思う。

　そのメンバーさんは，私のSSTセッションに2クールほど続けて熱心に参加している人だった。彼女はなかなか能力の高い人でSSTでの学習はとてもスムーズだったし，彼女自身，SSTの構造が性に合っていると感じているようだった。その頃のセッションは基礎的な技能（肯定的な気持ちを伝える，頼みごとをする，など）や問題解決技能を学ぶようなカリキュラム・メニューだったように記憶している。彼女はセッション内では毎回ロールプレイを3回程度は繰り返して練習し，宿題も1週間に3つほどこなし（といっても，私のセッションでは彼女が特別なのではなく，メンバー全員が宿題は複数実施し，セッションでは2〜4回のロールプレイで練習をするのだが），着実にスキルを身につけていった。

　SSTのクールが終了し，数週間のインターバルをはさんでいる時期だった。外来で彼女にばったり会ったところ，笑顔で挨拶してくれたものの，目は涙ぐんでいて体は小刻みに震えているようだった。何かあったのかな？　と怪訝に感じた私に近づいてきた彼女はこう言った。「先生，SSTでいろいろ教えていただけたことを生活の中で実際に使うことができて本当に助かっているんです。だから先生のSSTをまた早くやっていただけるととてもうれしいんです」……切迫した表情ではありながらも，一生懸命笑顔を保とうと努力しながら私をじっと見つめて話しかけてきている。これはただごとではない，彼女は私に助けを求めているんだ，と彼女の全身から伝わってきた。そしてこんな大変なときなのに，いや大変なときだからこそ，かもしれないが，私に「肯定的な気持ち」を伝え，「頼みごと」をしているのだ。彼女の一

生懸命さと援助を求める必死な気持ちが強く伝わってきた。私は「そう言ってもらえると私もうれしいわ。あなたにはSSTが合っていると思うから，また一緒にやれたらすごくいいと私も思っていますよ。次のクールもぜひご参加くださいね」とその場では伝えた。

そして，その後私がどうしたか？ まずカルテを見ると，彼女が現在アルバイト先の対人関係で悩んでおり，非常につらい状態にあることがわかった。そして対人関係上起こってくる彼女の悩みは，どうも今回に限ったことではないらしいことも。そこで主治医に彼女と話したことを伝え，次クールのSSTの開始を待つよりもすぐに援助ができる個別の心理療法（＝被害的な認知に陥りがちな彼女のパターンに介入する認知行動療法でのアプローチ）の提案をしたところ，主治医から早速彼女にそれが伝えられ，彼女は「ぜひお願いしたいです」と私のところに予約の電話を入れてきたのだった。その後彼女はSSTや支援センターなどを上手に利用しながら，個別の心理療法に1〜2週間に1度のペースで休まず通ってきている。まだまだ悩みはあるものの，彼女は自分自身で解決したり対処する力を確実に身につけつつある。

ここで私が言いたいのは，心理療法を提案した私の対応がよかったとかそういうことではない。彼女が学習したスキルを懸命に駆使して私に声をかけたことで私の心が動いたこと，そしてそのことが彼女自身を助けた，という結果である。「スキルは身を助ける」のである。

彼女と私のやりとりが決してパーフェクトなありかただとは思わない。しかし，彼女からのコミュニケーションに対し，私に彼女の気持ちが強く伝わってきた，そして私を行動させた，というのは事実である（しかも，この人は1対1であっても人前で話すことに強い緊張を感じて萎縮してしまう人だったのだから，自分から話しかけて，これだけはっきり自分の気持ちを伝えられたこと自体，驚きに値する成長なのだった）。「先生のSSTをまた早くやっていただけるととてもうれしいんです」……この言葉を聞いて，また彼女の切迫した様子を見て，私はそのとき彼女の言葉を，その言葉どおりにだけは考えられなかったのだ。私には「早く手を貸してほしい」という彼女の気持ちが彼女の言葉からだけではなく，表情や視線や声の調子からも感じられたのだ。それを彼女の「ソーシャルスキル」と言わずしてなんと言おう。それは彼女と私の間柄（＝SSTのメンバーと治療者という関係性）だから伝わったのじゃないか，と思われる方もあるだろう。しかしそれならばなおさら，彼女のスキルの使い方は正解だったとは言えないだろうか。

ソーシャルスキルは常に場面に応じて用いられるものだ。もちろんいつでもこ

の方法で，誰かが彼女を助けてくれるわけではない。しかし，「結果オーライ」と言ったら無責任すぎるだろうか？　ともかくも，彼女は学んだスキルを生かしたのだ。少なくとも私とたまたまばったり会ったときに，である。私はそれでいいんじゃないかと思っている。だって彼女は自分で学んだスキルを使って自分自身を助けるというすばらしい成功体験をまずはできたのだから。彼女のこの体験は今後の彼女を支えていくだろうし，それを自信にして，今後ひどく悩むことが起こったときにはもっと具体的に助けを求めるという，より複雑なスキルの獲得にもチャレンジしていけるはずだ。

ワークショップ2日目

2日目の研修に入りました。今日もよろしくお願いします。
　昨日の宿題は，1人だけでなく2人，3人に試してこられたということで，全員提出していただきました。大変結構でした。後でコメントを入れてお返しします。
　今日の午前中は，ベラックたちが作成した「**社会生活状況面接**」(☞**用語解説**）を中心にやっていきます。まず私がデモンストレーションをして，その後，皆さんでペアになって体験していただきます。午後はアセスメントした情報をもとに，どんなスキルを何回ずつ，どのような順番で学習するかというカリキュラム・メニュー作りを体験していただきます。それからセッションを組み立てていくわけですが，昨日のレクチャーで学習したように，どのようにスキルの意義を解説したらよいか，どんなモデルを提示したらよいか，個別の練習はどのように組み立てられるかなどを，グループに分かれて体験学習していただきます。最後に質疑をして終了という予定です。

Session 7

演習:社会生活状況面接

1．社会生活状況面接とは？

　社会生活状況面接（Social Functioning Interview）は，ベラックたちが作成した構造化されたアセスメント面接のツールです。
　初めて会った方に何の手がかりもなしに，フリートークだけでアセスメントしようというのは，なかなか大変なことです。手がかりも手順もなくては，面接する側もされる側も，お互いにしんどい感じになってしまうかもしれません。ですので，このツールを体験してみて，いいものだと思われたらぜひ現場で試してみてください。
　他のアセスメント方法としては「ロールプレイテスト」（☞ 用語解説）などもありますし，リバーマンたちは CASIG（☞ 用語解説）という，ケアマネジメントも含むアセスメントツールを作成しています。リバーマンもベラックもそれぞれにこういったアセスメントツールを作成していることから，SST という治療の枠組みにおけるアセスメントの重要性が理解できることでしょう。

2．デモンストレーションの方法

　最初にデモンストレーションをしてから，実施のポイントや，私がどうい

った点に気をつけて面接を進めているかについて少し解説することにします。今回体験していただく面接内容は，『ステップガイド』の下巻に掲載されているものを，私が話しやすい内容や口調に若干変えていますが，ほとんど同じものです。

　面接者は私で，相手役は事務局スタッフのセキグチさんにお願いしています。セキグチさんには，特別に誰か患者さんを想定してということではなくて，セキグチさんご自身として面接を受けていただきます。差し支えのない範囲でお答えいただければと思います。この面接では，いろいろな生活の状況をかなり詳しく聞いていきますので，誰かを想定して答えるのは無理なのです。皆さんにも，後ほど自分自身として面接を受けるという体験をしていただきます。では，始めてまいりましょう。

3．社会生活状況面接デモンストレーション

面接者（佐藤幸江）：こんにちは。

セキグチ（被面接者）：こんにちは。

面接者：臨床心理士の佐藤といいます。よろしくお願いします。〈挨拶と自己紹介〉

セキグチ：よろしくお願いします。

面接者：セキグチさんとは，ぜひこれから一緒にSSTをやっていけるといいなと思っていて，今日の面接はSSTのプログラムに役立てるためのものです。そのためにセキグチさんの生活のご様子など教えていただけると助かります。私の方で質問をいろいろさせてもらいますけれど，お答えになれる範囲で結構ですのでお願いしてよろしいですか。だいたい時間が30分程度ですが，お時間よろしいでしょうか。〈面接の目的や方法，所要時間の見通しを伝える〉

セキグチ：大丈夫です。

面接者：では，よろしくお願いします。それでは最初に，セキグチさんのお名前をフルネームで教えていただいてよろしいですか。〈ここからは面接者は被面接者の言葉を面接用紙にメモしながら面接を進めていく〉

セキグチ：セキグチアヤコと申します。

1）過去および現在の役割機能

A．家庭での日常生活

面接者：今はどちらにお住まいでしょうか。

セキグチ：○○市です。

面接者：どなたと一緒に暮らしていらっしゃいますか。

セキグチ：1人暮らしです。

面接者：普段はどんなふうに1日を過ごしていらっしゃるのか教えてください。たとえば，平日はどんなふうかとか。

セキグチ：平日はほとんど仕事ですね。

面接者：お仕事とおっしゃいますと，職種はどんなお仕事ですか。

セキグチ：病院の管理栄養士で，主に事務仕事が多いです。

面接者：なるほど。では，平日はお仕事をなさっていて，お休みの日はどんなふうに過ごしていらっしゃるのかしら。

セキグチ：お休みの日はとりあえず部屋の掃除して，あとはまったりと。

面接者：まったりと。いいですね。そうすると，セキグチさんが忙しくしているときとかいろいろ活動しているときというと，どんなときでしょうか？

セキグチ：仕事のときが一番多いです。

面接者：やはり，お仕事は結構お忙しいですか。

セキグチ：そうですね。

面接者：そうすると，逆に何もすることがなくて退屈しているときなんていうのはありますか。

セキグチ：あまり感じたことはないですね。

面接者：そうですか。あとは，一番楽しいなと思うのはどんなとき，何をしているときでしょうか。

セキグチ：仕事でやらなければいけないことが3つとか重なるじゃないですか。そういうときに，すごく段取りうまくできてスムーズにすべてがいったりするとちょっと楽しくなっちゃいます。

面接者：すごいですね！　じゃあ，お仕事の中でいろいろ忙しいんだけれども，それが計画通りとか決めた通りにさっと片づいたときなんていうのは，ちょっと気持ちいいわけですね。〈相手の話を少しサマライズ（要約）している〉

セキグチ：そうですね。

B．教育と職業的な活動

面接者：わかりました。では，お仕事やそれにまつわることについて少しお聞きしますね。今，何かご自分で勉強したり，習い事をされていることというのは何かありますか。

セキグチ：習い事は全然していないんですけれども，自分の仕事の関係で，もともとは栄養部なんですけど，病院のホームページとかも担当なんですね。

面接者：そちらの方のお仕事もされているの。

セキグチ：それで，今は普通のパソコンの方のホームページだけなんですけれども，今度携帯の方のも作りましょうという話になっているので。

面接者：最近流行っていますものね。

セキグチ：ですので，ちょっとそちらの方の勉強をしています。

面接者：独学で？

セキグチ：そうですね。本とか買ってきて。

面接者：いろいろと結構努力してお仕事のことに生かそうという感じなんですね。では，今は病院の管理栄養士さんでいらして，事務的なお仕事とか，他にもホームページの作成などもしていらっしゃるということですけれど，今のお仕事以外に，今までにお仕事ですとかアルバイトのご経

験はありますか。

セキグチ：学生のときにアルバイトをしていましたね。

面接者：どんなお仕事だったかお聞きしてもよろしいですか。

セキグチ：よくスーパーでも洋服とか売っているようなところ，あるじゃないですか。

面接者：大型ショッピングセンターのような。

セキグチ：ええ，ああいうところの女性用のアクセサリーとかハンカチとか売っているコーナーにいました。

面接者：そこで販売とかなさって。

セキグチ：そうですね，販売。

面接者：また今とは全然違うお仕事の体験というのもおありなんですね。あとは，ボランティアの経験なんかはありますか。

セキグチ：全然ないです。

面接者：たとえば献血なんかも入るんですが。〈例を出して質問内容を具体的にしている〉

セキグチ：献血は病院に来るので，それは欠かさずしています。

面接者：献血車が来るわけですね。献血も自分が健康でないとできませんからね。いいことですね。〈率直に正のフィードバックを伝えている〉 では，先ほど病院の広報のお仕事のことで，ご自分で独学でもお勉強なさっているということでしたが，それ以外にも，何かお仕事に向けて生かそうと思ってやっていることとか，心がけていることはありますか。

セキグチ：仕事に向けて？

面接者：何か研修に出ようとか，そういうふうなこととか。〈例を出して質問内容を具体的にしている〉

セキグチ：自分の職域の研修などのお知らせが来れば，都合をつけてなるべく出ようとは思っています。

面接者：では，現在お仕事なさっているということなので，今あるお仕事の中で少し広げていきたいような興味のあるものですとか，あるいは，そ

れとは関係なく別の領域でご興味のある職業とか分野というとどんなことでしょうか。何かありますか。

セキグチ：特にないですね。

面接者：今やっているお仕事の中で，もう少しこういうふうに広げていけたらいいなといったことはありますか。〈「特にない」という返事だったので，「今やっているお仕事の中で」と質問し直している〉

セキグチ：もともとの自分の仕事はしっかりやって，他の広報みたいな部分もきちんと院内に示せるようにというのは思いますけど。

面接者：それでいろいろ広報の方の勉強もされて取り組んでいらっしゃるということですね。わかりました。結構忙しそうですね，いろいろね。

セキグチ：そうですね。あちこちに仕事が飛んでしまうので。

面接者：なるほど。

C. 余暇活動

面接者：では次は，余暇活動について少しお聞きします。余暇の過ごし方ということですね。「空いた時間に何をするのが好きですか」という質問です。

セキグチ：空いた時間といっても，平日は本当に仕事に行って帰ってきて夜になってしまうので，ないですね。

面接者：お休みの日なんかは，さっきは「お掃除して，ちょっとまったりして」みたいにおっしゃっていましたけれど，これをするのが好きという活動なんかはありますか。

セキグチ：ないです。

面接者：特にはないですか。そうすると，たとえば趣味というと何かありますか。

セキグチ：趣味ないです。（笑）

面接者：そういう方もいらっしゃいますよね。〈「趣味はない」と言われたことはさらりと流して，それ以上食い下がったりせず，次の質問に移っている〉　たとえばスポーツなんかは，たまにされたりしますか。

セキグチ：スポーツは職場の，部署はみんな違うんですけれども，事務所が一緒の方たちと，ソフトバレーボールでチームを組んでいるので，月に1回か2回なんですけど，練習に行ったりとかします。〈具体的に質問していけばこのようにいろいろと出てくるものである〉

面接者：では，ソフトバレーのチームの活動が月に1〜2回あるということですね。あと，本を読んだりはどうですか？

セキグチ：本は読みます。

面接者：日記を書いたりはされますか。

セキグチ：しないです。

面接者：それはないんですね。音楽を聴いたり楽器を演奏するとかは？

セキグチ：しないです。

面接者：どっちもないですか。

セキグチ：どっちもないです。

面接者：テレビやビデオ，DVDとか，そういうのを見たりとかというのは？

セキグチ：テレビは見ますけど……DVDはたまに友だちが貸してくれれば見ますかね。

面接者：そういうのはちょっと空いた時間に見たりされるということですね。絵を描いたり，あるいは美術を見に行くとかというのはどうでしょう。

セキグチ：しないです。

面接者：そうすると，時々ソフトバレーで体を動かしたり，本を読んだりテレビを見たりというのはあるということですね。では，今は趣味は特にないとおっしゃっていましたが，今やらなくなったけれども，前に楽しんでいた趣味や活動といったものはありますか？

セキグチ：ないです。

D. 対人関係

面接者：では，対人関係について少しお聞きしますね。セキグチさんがいつも決まって一緒に時間を過ごす人というと誰になりますか？

セキグチ：別に……職場の人ぐらいです。

面接者：お仕事が結構メインの生活だから，職場の人たちと一緒に過ごす時間というのはかなり生活の時間を占めているということですね。

セキグチ：長いです。

面接者：確かにそうですね。あとは，セキグチさんが重要なことを話せる気心の知れた人，信頼のできる人はいらっしゃいますか。

セキグチ：います。

面接者：それはどなたかというのは，お聞きしてもよろしいですか。〈少々プライベートなことを尋ねるときには，こういう質問の仕方（～をお聞きしても？）が有効である〉

セキグチ：同じ事務所の中で，部署は違うんですけれども，席が近くで，先輩なんですが，仕事のこともプライベートのことも，何でもお話しできる人がいます。

面接者：そうすると，ちょっと先輩で，部署は違うけれども，とても信用なさっていていろいろな相談もできる方がいらっしゃると。それはいいですね。では，セキグチさんが今よりも親しい対人関係を築けたらいいなと思う人はいらっしゃいますか？　今ある人間関係でさらによくしたいということでもいいですし，新たに少し対人関係を築いていきたいという人でもいいですけれど。

セキグチ：いないですね。

面接者：特にはないですか。では，まわりの方たちとうまくやっていらっしゃるということですね。わかりました。〈ここも面接者としては食い下がりたくなるところだが，無理に聞くことはせず，現状のできている点についてフィードバックするのみとしている〉

E．精神的な支え

面接者：それでは，次はちょっとまた違う質問なんですが，セキグチさんにとって何かホッとするような心の支えというと，何かありますか。

セキグチ：月に1回か2回ぐらいしかないんですけれども，友達とお食事がて

らちょっと飲みに行ったりというのがすごくいいですね。
面接者：そういうふうに仲のいいお友達がいらっしゃって，そういう方たちと少し会って，お食事したり，お酒飲んだり，おしゃべりしたり，なんていうのはすごくいいということですね。そうすると，それはセキグチさんにとって，とても重要なことと言えますかね。
セキグチ：そうですね。

F. 健康

面接者：では，次は健康についてなんですけれども，セキグチさんはご自分の健康のために何か工夫をしたり，心がけたりというようなことはありますか。
セキグチ：私，結構太りやすいので，すごくそのへんは考えています。油断するとすぐ太っちゃうんですよ。気をつけていますね，食べすぎとか間食とか。
面接者：では，食生活はいろいろと考えていらっしゃるということですね。つい何か間食したりというのはなかなか難しいところだけど，気をつけていらっしゃるんですね。そうするとご自分の食生活について，栄養士さんだから職業柄気をつけたりいろいろ知識もあるんだと思いますが，ご自分の食生活を評価すると，たとえば100点満点中で何点ぐらいですか。〈相手の答えを引き出しやすいように，スケーリング（数量化）して尋ねている〉
セキグチ：90点ぐらいですかね。
面接者：さすがですね。どんなところがご自分としてはいいなという感じですか。〈まずはできているところについて確認〉
セキグチ：一応ちゃんと朝昼夜食べるようにしているし，あと，バランスを絶対とるように考えているので。
面接者：やっぱりプロだから，いいですね。では，それでもマイナス10点と思ってしまうところというのはどのあたりなんでしょう？〈できている点について確認したうえで，そうでない点について尋ねている〉

セキグチ：私，お酒好きなんですよ。油断すると飲みすぎてしまうので，そこが。(笑)
面接者：たまにはそういうこともありますよね。では，さっきスポーツはソフトバレーを月に1〜2回チームの方とやっていらっしゃるということでしたけれど，それ以外に，運動でもいいですし，ちょっと気をつけて体を動かすようにしていることとか，そういうのはありますか？〈前の質問で答えた内容を覚えておき，質問の中に含めている〉
セキグチ：やっぱり気をつけないとすぐ太ってしまうというのがあるので，通勤は歩くようにしているんです。
面接者：そうですか。何分ぐらいかかるんですか。
セキグチ：でも，20分ぐらいなんですけど。
面接者：なるほど。毎日続けていらっしゃるの？〈本人の少々否定的な発言（20分ぐらいしか歩いていない，というような）に対して，肯定的な側面を見出そうとして質問している〉
セキグチ：そうです。
面接者：続けているというのはすごいですね。〈肯定的な面について正のフィードバック〉 毎日通勤は歩いていらっしゃるということですね。では，普段の睡眠の具合はいかがでしょうか。
セキグチ：すごくいいです。
面接者：寝つきなんかもいいですか。
セキグチ：すごく寝つきよくて，常に「おやすみ3秒」です。気絶したようにクッと寝られます，私。
面接者：うらやましいですねえ。睡眠時間なんかもしっかりとれますか。
セキグチ：とれますね。大体7時間ぐらいはとるようにしているので。
面接者：お忙しいけれど，きちんと睡眠もとっていらっしゃるし，食生活も気をつけてちょっと体を動かすとか，すごく健康に気を配っていらっしゃるんですね。それは大変いいと思いますね。〈サマライズと正のフィードバック〉

2）問題となる対人状況

面接者：では，次はちょっとこちらの方ですね。「問題となる対人状況」というふうに書いてあって，AからGまで7つの項目があります。いろいろな対人状況，対人場面というのが書いてあるんですけど，私たちは誰でも，うまく対処できる場面と，ちょっとこういうときは苦手というものとか，いろいろあって当然なんですよね。セキグチさんにとってはどれが難しいと感じるか，というのをちょっと教えていただきたいんです。これは大丈夫です，というのがあれば，それは大丈夫と言ってもらって構わないのですが，ちょっとこれは苦手だな，難しいなと思うものがあればそれについて具体的に，たとえば，最近こんなことがあって，自分がこう言ったら相手がこう言って，結果こうなったというふうに，例などを挙げてもらえると助かります。相手が誰で，どんな場面で何が起きて，というのを少し質問しますので，教えていただきたいのです。〈被面接者にも表5を渡して一緒に見てもらう〉

A．会話を始め，続けること：会話技能群

面接者：それでは，Aからいきましょう。「会話を始めて続ける」という場面は，セキグチさんにとってはどうでしょうか。難しいと感じますか？〈まずは限局せずにオープンに尋ねる〉

セキグチ：あまり感じないですね。

面接者：たとえば，あまり知らない人の中でちょっと会話しなければいけないとか，顔は知っているけどあまりしゃべったことのない人との間でも大丈夫ですか？ 〈少し例を提示する〉

セキグチ：そうですね。逆に，知らない人の方が話しやすいです。

面接者：知らない人の方がむしろ話しやすい。そうすると，知っている人でも大丈夫？〈本人から語られた相手以外はどうかを尋ねる〉

セキグチ：知っている人だったら，別に特に話をしなくてもいいかなと思っちゃうので。

面接者：なるほど，あまり気を使わない感じで。確かにそういうのはありま

すね。でも知らない人と話すというのは平気だと。

セキグチ：全然平気です。

面接者：たとえば，さっきおっしゃっていた研修なんかに出たりして，まわりの人たちと自己紹介がてらちょっとした会話をするとか，そういう場面ではどうですか。〈さらに具体的な場面を提示して質問している〉

セキグチ：全然大丈夫です。

面接者：そうですか。すごいですね。

セキグチ：お昼とかも一緒に食べに行っちゃうし。

面接者：わりと初対面とかでも，同じ研修なんかでお話できるということね。それはいいですね。親しみを持てる感じがあるのかしらね。

セキグチ：そうですね。よく道とか聞かれるので。（笑）

面接者：話しかけやすいというのもあるし，セキグチさんの方も自分から話を続けていくという感じ？〈会話を続けられるかどうかをアセスメントしている〉

セキグチ：話しかけられたら，そのまま普通に話は続けられます。

面接者：ずっと会話を続けられるし，自分からちょっと声かけたりとかも平気ですか？〈自分から会話を始められるかどうかをアセスメントしている〉

セキグチ：そうですね，必要にかられると。

面接者：必要に応じて，きちんとそれはできるということですね。ある程度会話も続けられるし，一緒にお食事もできたり，あまり気を使わずにやれる感じなのですね。

セキグチ：そうですね。

面接者：それはいいですね。そうすると，これは特に問題ないという感じですかね。わかりました。

B．もめごと（対立）をうまく処理して口論を避けること：対立の処理技能群

面接者：では，Bですね。これは「もめごと（対立）をうまく処理して口論を避けること」というふうにあります。もめごとまでいかなくても，人との間で意見が違ってしまうとか，そういうことってありますよね。自

分はこう思っていて向こうはそうじゃないと言うとか，そんなことも含めますけど，そういう場合に，それをうまく処理して口論にしないようにするという，こういう場面ではどうでしょうか。〈場面をわかりやすく伝えてから質問している〉

セキグチ：そうですね。とりあえず自分の意見は押し通すので。

面接者：押し通す。（笑）でも，自分の意見をしっかり伝えるということはされるんですね。そこで黙って我慢してしまうとかではなくて，きちんと伝えることは伝えると。たとえば，自分と相手との意見が違うと，まず，セキグチさんの意見はしっかりと押し通してはっきり伝えると。そうすると，相手の人はどうなるんですか。〈本人のできている点について認めつつ，状況（＝そうすると相手はどうなるか）を具体的に尋ねていく〉

セキグチ：大体それで，じゃあいいかって。

面接者：どちらが？

セキグチ：向こうが。

面接者：それでいいかと向こうが折れるという感じ。相手が折れて，そうすると，セキグチさんの気分とか気持ちとしてはどういう感じ？〈さらにその状況で起こる本人の感情についても尋ねる〉

セキグチ：やった！　という感じ。（笑）

面接者：その後，その人との関係性はどういうふうになるんですか？

セキグチ：全然良好です。

面接者：では，言っても大丈夫という感じなんですかね。そうすると，相手と意見が違うときには，セキグチさんはとにかく自分の意見を我慢しないできちんと伝えるということはできていらっしゃるというわけね。〈面接者は，「この人は自分の意見をはっきり言うことはできているが，少々過剰であることが問題だろう」と思いながらも，本人がそれほど問題というふうにとらえていないことから，あえてそこで食い下がらずに次の「自己主張技能群」に関する領域でもおそらく似たような問題が出てくるだろうと予測を立てつつ，さらりと次の質問に進む〉

C．自分の権利を主張して自分を守ること：自己主張技能群

面接者：そうすると，Cの方もすごく関係してくると思うんですけれど，「自分の権利を主張して自分を守ること」，自己主張するというような場面についてはどうでしょうか。

セキグチ：やはり，自分の意見はちゃんと伝えますし，一応相手の方が正しいなと思ったときにはすっぱり引いちゃうんですけど。

面接者：たとえば，職場の中では，いろいろな部署の人と仕事をしたり，業者さんも入ったりとか，たくさんの人とやりとりがあると思うんですが，その中でお互いの意見が一致しないようなことって時々起きてきますよね。そういう場面ではどんなふうにやりとりされるんですか？ 〈具体的な場面を提示して質問〉

セキグチ：自分の意見を伝えつつ，相手の意見はきちんと最後まで聞くようにして，総合的に考えて，やはり自分が正しいなと，自分の方を通したいと思うときは強気でいきますね。

面接者：強気でいくというのはどういう感じになるんですか。どういうふうにやっていくということになるんですか。〈さらに具体的に尋ねる〉

セキグチ：ひたすら理論で攻める。

面接者：そうすると，相手の人はどういう反応になるんですか。〈そういった状況で起こる相手の反応を尋ねる〉

セキグチ：「言ってもだめかな」という顔をする。（笑）相手に言うすきを与えないぐらい言うので，私。

面接者：そういう人って，なかなか日本人だと珍しいですね。（笑）自己主張をはっきり伝えるという力はセキグチさんにはすごくあるのでしょうね。でも，すきを与えないぐらいだと。そうすると，向こうが折れるというのは，「言ってもだめかな」とあきらめていくという感じになる。セキグチさんとしてはそうなると，やった！ という感じになっていいんですね。こういうのは，たとえば業者さんとだったらそれでもやっていけるし，そんなに仲よくする必要もない人ならいいんでしょうけど，

職場の内部の人とかご近所さんとか，そういう人とも同じような感じでやっていらっしゃるの？〈決して否定的な伝え方はせずにサマライズし，他の対人場面ではどうかを尋ねる〉

セキグチ：それはないですね。職場の同僚とかだったらある程度ちゃんと聞くし。ただ，ご近所さんで思い出したんですけど，あるとき自宅マンションの自転車置き場が混んでいて，誰かが押した自転車が私の背中にぶつかったことがあったんです。私がふりむいたらその人が，「どうも。何か？」という顔をするので……

面接者：相手は何も言わなかったということね。

セキグチ：何も言わずに「どうも」みたいな顔するから，「あなたが押したからこれ！」みたいに言ったんです。

面接者：そうしたら？

セキグチ：あっ！　という顔をするんですけど，よくわかっていないんですよ。よくわかっていないから，私はもう一度，「あなたが押したから私にぶつかったんです！」と言ったんです。

面接者：はっきりとね。

セキグチ：そう，はっきりと。そうしたら，「あっ」とか言って，「ごめんなさい」とは小さい声で言ったけど。でも，何かよくわかっていなくて，「何でこの人，こんなに怒っているんだろう？」という顔をしながら行ってしまって。私は相当痛かったんです。その前に順番を待っていたわけだし。

面接者：そうね。譲ってあげたみたいなのもあってね。

セキグチ：「待っていたのに，もう！」と思いながらすごく頭にきて，プンプン怒りながら自宅に戻ったんですけど。

面接者：そうすると，セキグチさんは言いたいことは言ったわけですよね。あなたのせいで痛いじゃないのよ，って。だけど，言った後に，プンプンしたままで，あまりすっきりはしなかったんですか。〈本人の行動とその後の感情の動きに注目している〉

セキグチ：すごく嫌な感じでしばらく，1週間ぐらい考えちゃって。

面接者：そうすると，言ったからといって必ずしもいつもすっきりするというわけではなくて，逆にずっと考えているからずっとプンプンしている，みたいになることもあるということか。なるほどね。わかりました。〈この場ですぐに評価を伝えるのではなく，サマライズするのみとしている〉

D．他の人と一緒に過ごすこと（職場内，家庭内，近隣の人）：地域生活技能群

面接者：では，もう少し進めていきましょうか。Dが，「他の人と一緒に過ごすこと」というので，職場内とか，近隣の人，たとえば今みたいなマンションのご近所の人たちとのやりとりの中で，特にお困りになるとか，自分はこういったところはもうちょっとうまくやれるといいなというのはありますか。

セキグチ：職場の人は，多分，私が怒ったりするのを見ているときがあるので，ちょっと気を使っているかもしれないんですよ。

面接者：ああ，まわりの人がね。セキグチさんが誰かに怒っているのを見て，気を使っているなというのは何となく感じるんですか。〈まわりの人の反応に対する本人の受け止め方について尋ねている〉

セキグチ：そうですね。みんな表情がかたくなるときがあるので。（笑）

面接者：びっくりしちゃってね。そうするとセキグチさんとしては，そのあたりはどういうふうになったらいいなと思っていらっしゃるの？〈問題意識を引き出すような質問〉

セキグチ：年下の方も多いんですけど，それは全然気を使わないでいただいて，お仕事のからみで，何かあるときには多少は言いますけど，普段はそんなに気を使わないでいただきたいというか。

面接者：気を使わないでいいのになと思うのね。気を使う，使わないというのは相手の方の気持ちで，セキグチさんとしては気を使わないでくれていいのになと思うわけだから，あなたの方で少し気を使わないでいてもらえるような自己主張の仕方，まわりの人が見ていてもそんなにびっくりしないような仕方ができるようになると，まわりはそんなに気を使わ

ないのかもしれないですね。それから、セキグチさんとしても、時々ちょっと相手に気を使わせちゃっているかなと思ったり、はっきり言ったからといって必ずしもすっきりしないこともあるわけですね。〈このように「相手に変わってほしい」というのはしばしば出される希望であるが、これまでのやりとりをサマライズしながら「自分としてどういうふうにできたらよいか」と主体を自分に置き換えられるような働きかけをしている〉

セキグチ：そうですね。

面接者：なかなかバランスというのは難しいですね。我慢しすぎて言えないのもつらいしね。言いすぎて、その後自分がちょっと考えてしまうというのもつらいですね。わかりました。〈一方的に本人の「問題」とせずに、本人の感じる「つらさ」「大変さ」といった側面に共感していく〉

E．よい対人関係を築いたり維持したりすること（友人，家族，大切な人）：友達付き合いとデートの技能群

面接者：では、Eです。「よい対人関係を築いたり維持したりすること」というのは、これはお友達であるとかご家族であるとか、自分にとって大切な人との関係を作っていったり、それを続けていくということですが、こういう点については特に問題はないですか。

セキグチ：そうですね。

面接者：今、お一人暮らしということですけれども、ご家族とのやりとりなんかも特に問題ないですか。

セキグチ：そうですね。

面接者：では、これは大丈夫ですね。

F．主治医やその他の治療チームのスタッフと話すこと：健康維持技能群

面接者：では、Fです。「主治医やその他の治療チームのスタッフと話すこと」というのがあって、私たちも病気をしたりけがをしたりすると病院に行くわけですけれど、そういうときに診察場面で自分の困っていることを上手に伝えたり、こういうふうにしてほしいという要望があったらそれを伝えるといったことです。多分うまくやっていらっしゃると思い

ますが。あと，お薬のことなんかで心配事があるとき，うまく相談できるか，といったことは特に問題はないですか。

セキグチ：はい。

G. 働いたり，ボランティアをすること：就労関連技能群

面接者：「働いたり，ボランティアをすること」というのが最後にあります。現在お仕事をしていらして，その中でこういうところがもうちょっとうまくいくといいとか，こういうところは仕事上ちょっと困るというようなことは，ご自分のことで何かありますか？〈現在就労している人であればこういった聞き方がよいであろうし，現在就労していない人の場合は，「こういった点がクリアできたらお仕事することが可能だなあと思うことはありますか？」「お仕事に向けて心配なことなどありますか？」などと尋ねるとよいだろう〉

セキグチ：管理栄養士は病院に私しかいなくて，わりと私，いろいろな部署とかかわることが多いんですよ。そういうときに，やはり他の部署と円滑にやれるようにと思います。

面接者：なるほど，連携したりとか。円滑にというのは，具体的にはどんなふうにできるといいと思っていらっしゃるの？〈具体的な内容を尋ねている〉

セキグチ：ちょっとお願いごとすればすぐそれが通って，その部署でもやってもらえたりとか。

面接者：セキグチさんの方から仕事上の依頼をしたらスムーズに通してもらえるといいとか。

セキグチ：逆に向こうもすぐこっちに頼んできてもらえるように。

面接者：今は，あまり頼んできてくれないんですか。〈現状把握のための質問〉

セキグチ：頼むのはよっぽど困ってから来るみたいなので。

面接者：よっぽど困らないと来ないので，もっと早く言ってくれればというあなたの願いというか希望もあるわけね。頼むならもっと早く頼んでほしいとか，自分もスムーズに伝えていきたいし。でも，頼むなら早く言

ってねというのはこちら側からのお願いでもありますよね……。わかりました。〈本人の希望はそれとして受け止めつつ，ここでも「相手がこうしてほしい」と本人が言っているものを，本人の希望を主体に変換して伝えている（＝「頼むならもっと早く頼んでほしい」と自分が伝える，というように）〉

3）面接によって決定された個人の目標

A. 長期目標

面接者：ずいぶん，様子がわかってきましたけれど，そうしますと，最後の方に2つ書いてあります。長期目標，短期目標ということで，1つめは長期目標。1年ぐらい先の今頃には，自分がこんなふうに生活できていたらいいとか，こんなふうになっていたらいいなと思うようなこと，できれば2つぐらい挙げていただければ，と思うんですけれど，どうでしょうか。〈ここでは，SSTを意識することなく，オープンに尋ねていく〉

セキグチ：普段ですよね。

面接者：何でも結構ですよ。お仕事上のことでもプライベートなことでも，こんなふうにやれていたらいいなと思うこと。〈長期目標についてはできる限りオープンに尋ねていくのがよい〉

セキグチ：プライベートは，今日気づいたんですけど，趣味ないですね，私。

面接者：忙しいのもあるのかもしれませんね。

セキグチ：でも，子どもの頃からあまり何かに没頭するとかなかったし，好きなものとかもないので，余暇というか，それは何か見つけられるといいなと。

面接者：趣味を見つけるとか余暇をちょっと充実させるとか，そういうことができていたらいいなということですね。もう1つぐらいどうでしょう？〈2つ尋ねることで，質の違うものが出てきたり，新たな面を発見できることもある〉

セキグチ：さっきちょっと言いましたけど，お仕事の方でちょっと，私は特別みたいにみんなが思っている気がするんです。

面接者：セキグチさんのことをみんなが「ちょっと特別」だと思っていると。
セキグチ：「やっていることは院長直結なんじゃない？」みたいな感じで，みんなが思っているように感じてしまうんですよね。だから，そうではなくて，もっと私のやっていることをみんな一緒に考えて意見とかしてくださいと思ってはいるので，そういうのがうまくできるようにしたいですね。

B．短期目標

面接者：まわりの方たちとうまく連携して円滑にということをさっきおっしゃっていたけれど，それもあって，何か自分のやっていることにもっと率直に意見を伝えてほしいという相手への要望があるわけですね。そうすると，そうしてもらえるようにセキグチさんが今後少しやっていけそうなことというと，何でしょうね。みんながあなたに話しかけるというか，意見や何かを伝えやすくするために，伝えてくるのは相手側なんだけど，そうしてもらえるようにセキグチさんが，ちょっと変えられることというのはありそうですか。〈やはり相手への要望という形で出てきているが，本人主体で取り組めそうな問題を引き出すような質問をしている〉

セキグチ：怒らない。（笑）

面接者：怒らないというのはなかなか難しいですけれど，先ほどからお話をうかがっていると，自分の権利を主張したり対立を処理していくという中で，自分の意見をはっきり伝えるということは，非常に上手ですね。でも，まわりにはそのあたりが苦手な人もいたりして，あなたとしても気を使わせているかなと思うようなところもあるということだったので，「はっきり伝える」といういいところは残しつつ，相手の意見をうまく引き出せるような前向きな伝え方をすることなどは，SSTでお手伝いできるところかもしれません。「すきを与えないんだ」っておっしゃっていたけれど，すきを与えないと向こうはやはり意見を伝えてくれなくなってしまうのでね。それで，「セキグチさんは特別な人だから」というふうに遠慮しちゃうみたいなことがあると，あなたとしてもちょっと

寂しくなってしまうわけですよね。〈ご本人の長所や力のあるところを認めつつ，さらに上乗せしていくような形で目標となるべき行動を提案している。またSSTで提供できる内容であることも積極的に伝えている〉

　うまく連携していきたいということですと，短期目標というのは，SSTの今回のクールでお手伝いできる目標というふうに考えていけるといいと思います。長期目標に向けてね。そうすると，前向きな自己主張とか相手の意見を少し引き出せるような自己主張の仕方というのはSSTでお手伝いできるかなと思うけど，どうでしょう。〈長期目標で出された行動を，少し具体的な技能群あるいはスキルへ細分化しながら尋ねていく。ご本人の希望を取り入れつつも，このあたりからは面接者側がさりげなくリーダーシップを発揮している点に留意〉

セキグチ：そうですね。それができたらもうちょっとうまく，やりとりできるのではないかと思います。

面接者：仕事上，円滑に連携していくためには，相手側の意見をうまく引き出せると，お互いに相談しやすくなるといったことにもつながるかもしれないですね。あとはどうなんでしょう。趣味や余暇を充実させるというのは，いろいろな方法を考えていく必要があるかもしれないけれど，人間関係が広がっていくとプライベートもおのずと充実したり，今までになかった別なつながりや関係ができてきたりもするので，お仕事の連携がうまくいくと，そういうおまけもついてくるかもしれません。それから，セキグチさんの今使っている「自己主張をはっきりする」というところは，1つの方法としてとっておいて，それ以外の方法も少しバリエーションがふやせるといいかもしれないですね。たとえば，さっきの自転車のエピソードみたいに，言ったはいいけどやっぱりすっきりしないということがあったりするわけですから，他の方法も思いつけるようになるために，自分がずっとイライラして嫌だというとき，ちょっと考え方を変えるとか，見方を変えるとかいうような，問題解決のスキルも学べるとよいかもしれません。自転車がガンと当たったときに「痛いじ

社会生活状況面接によって決定されたセキグチさんの目標

- 長期目標　①趣味を見つけて余暇を充実させる。
　　　　　　②仕事面でまわりの人と連携して円滑にやっていける。
- 短期目標　①相手の意見も引き出せるような前向きな自己主張を身につける。
　　　　　　②問題解決のスキルを身につける。

ゃないのよ」と言う方法も1つ。だけど，もうちょっと他に何か方法がないかなとか，言った後すっきりしなかったときに，そのストレスをどうしようかなというふうに，いろいろ解決案を出してみるといったトレーニングもされるとよいかもしれませんね。いろいろな考え方が身につくということ自体が，あなたのストレスマネジメントにも，お仕事上のいろいろな方法や案を出すということにもすごく役立つと思いますよ。こういうことはSSTでは得意分野なので，一緒にやれるとおもしろいかなと思うけど，どうでしょうね。〈SSTで学習する内容が他の目標にも波及効果を及ぼすであろうことをさりげなく伝えている。また現在の自己主張ができる力は認めつつ，考え方の幅を広げるという認知面への働きかけとして「問題解決」のスキルを身につけることが長期目標達成のために，さらには目標以外にもこの人の生活上役に立つことが多くあること，そしてこういった領域に関してSSTは効果的であることを積極的に，しかし押し付けがましくならないよう伝えている〉

セキグチ：やってみたいですね。

面接者：そうしたら，短期目標としては「相手の意見を引き出すような前向きな自己主張」と，それから，「問題解決のトレーニング」をやっていかれると，お仕事の方には特に生かせるかなと思うけど，どうでしょうか。〈短期目標についてサマライズして伝える〉　こんな感じで，他に参加される方ともちょっと相談して，皆さんに合うプログラムを作っていきたいと思うので，今日うかがったことも参考にさせていただいて，プログ

ラムに取り入れていきたいと思います。では，長い時間お疲れさまでした。ありがとうございました。

表5　社会生活状況面接（Social Functioning Interview）

『ステップガイド』を加筆・修正

氏名：＿＿＿＿＿＿＿＿様　面接日：　　年　　月　　日
面接者：

Ⅰ. 過去および現在の役割機能

A．家庭での日常生活
・現在どちらにお住まいですか？
・どなたといっしょに暮らしていらっしゃいますか？
・ふだんどんなふうに1日を過ごしてらっしゃるのか教えてください。
（平日，休日）
・忙しくしているとき，いろいろ活動しているとき，というとどんなときでしょうか？
・なにもすることがなく退屈している時間はありますか？
・いちばん楽しいのはなにをしているときですか？

B．教育と職業的な活動
・なにかご自分で勉強したり習ったりしていることはありますか？
・今までにお仕事やアルバイトの経験はありますか？　それはどんなお仕事（アルバイト）ですか？
・ボランティア活動の経験はありますか？
・お仕事に向けてなにかしていることはありますか？
・現在どんな職業に興味がありますか？　どんな分野の仕事に興味がありますか？（前に興味があったのはどんな職業ですか？）

C．余暇活動
・空いた時間になにをするのが好きですか？
・趣味はなんですか？
・スポーツ・読書・日記を書くこと・音楽鑑賞・楽器演奏・テレビやビデオを

表5 （つづき）

　　　見ること・絵を描く・美術を見るなどは好きですか？
　　・以前，楽しんでいた趣味や活動はなんですか？

D．対人関係
　　・いつも決まっていっしょに時間を過ごす人はだれですか？
　　・重要なことを話せる気心の知れた人（信頼のできる人）はいますか？
　　・今よりも親しい対人関係を築けたらいいと思う人がいますか？

E．精神的な支え
　　・なにかホッとするような心の支えはありますか？
　　・それはあなたにとって重要ですか？

F．健康
　　・あなたは自分の健康のためになにかしていますか？
　　・ご自分の食生活を評価するとどうですか？
　　・なにか運動はしていますか？
　　・ふだんの睡眠の具合はどんなふうですか？

II．問題となる対人状況

対人状況の中にはうまくやれるものもあれば，なかなかうまく対処できないものもあります。次のどの状況があなたにとって難しいと感じますか？　できるだけそれぞれの状況を具体的に，最近起こったことの例をあげるなどして説明してください。どんな場面で，あなたが何をしたとき，どんなことが起きるのか，相手はどんなふうなのか，などです。

A．会話を始め，続けること：**会話技能群**
B．もめごと（対立）をうまく処理して口論を避けること：**対立の処理技能群**
C．自分の権利を主張して自分を守ること：**自己主張技能群**

表5 (つづき)

D. 他の人と一緒に過ごすこと（職場内，家庭内，近隣の人）：**地域生活技能群**
E. よい対人関係を築いたり維持したりすること（友人，家族，大切な人）：
　　　　　　　　　　　　　　　　　　　　　　　友達付き合いとデートの技能群
F. 主治医やその他の治療チームのスタッフと話すこと：**健康維持技能群**
G. 働いたり，ボランティアをすること：**就労関連技能群**

III. 面接によって決定された個人の目標
＊なるべくそれぞれ2つずつ考えてみましょう。

A. 長期目標（1年ぐらい先にはどんなふうに暮らせていたらよいと思うか？）
　　　・・・できていたらよいと思うこと，こうなっていたらいいなあと思う願いや希望・・・

B. 短期目標（長期目標のためには3ヵ月くらいでどんなことができるようになったらよいか？）

IV. 面接において観察された生活技能の長所と短所
＊面接終了後に治療者が記入する。

A. 長所

B. 短所

【この人の全体像や印象】

Session 8

社会生活状況面接のポイント

1. 社会生活状況面接を受けた感想

　社会生活状況面接のデモンストレーションを見ていただきました。セキグチさん，この面接を受けてみていかがでしたか？

> **セキグチ**：こんなに人に聞いてもらうことは今までなかったので，すごくすっきりしました。自分のことがわかった気がするし，うまく言葉に出せないところも「こう？」と聞いてくれるので，「あ，それそれ」という感じで。

　それはよかったです。「これでやりましょうよ」と動機付けを迫られる感じはありませんでしたか？　大丈夫ですか？

> **セキグチ**：全然なかったです。最初，「自分はできているから，長期目標とか短期目標なんて特にない」と思っていましたが，前向きな自己主張とか問題解決とか，それ自体は知っていても，もっと効果的な使い方があることがわかって，勉強したくなりました。最終的に SST をすごくやってみたいと思いました。

　本当にやれるといいですよね。でも，セキグチさんは，一般的に自己主張が苦手な日本人の中では珍しいタイプかもしれません。自己主張のスキルが過剰なわけですね。過剰なものをそのままにしておくと，トラブルになる可

能性があるし，結局は自分自身がストレスを感じざるをえない結果になるかもしれない。ですから自己主張の能力は上手に生かしつつ，もう少し前向きに，ソフトに，ときには相手と折り合うこともできるといった内容をSSTのプログラムに織り込めるとよいのではないかというのが1つ。それから感情面の認知の部分では，どうしてもネガティブなところに目がいってしまって，そこに執着してしまうというところがあるので，少し視点を変えるとか，問題の解決方法を増やせるようにしておくといったことができれば，自分のストレスがずいぶん減るので，そのあたりの練習についても提案してみました。

セキグチさんには，大変率直に答えていただいて助かりました。お疲れさまでした。

2．社会生活状況面接のメリット

1）構造化による安心感

デモンストレーションをご覧になっておわかりのように，尋ねる内容がすべてしっかりと構造化されています。ですから，面接する側，される側，双方にとって安心感がありますし，情報がばらつきなく得られて，生活全般の様子がざっくりと把握できます。

2）査定のしやすさ

過去から現在までの生活の様子や役割機能を順繰りに聞いていく形になっていますので，将来の目標につなげていきやすいというメリットがあります。また，その人が生活の中でかかわる活動や対人場面を具体的に尋ねますので，何がその人の強化因子になるかという査定もできます。「問題となる対人状況」の部分では，具体的な場面に基づいてソーシャルスキルの過不足が評価でき，獲得が必要な技能群を明確にアセスメントできます。

社会生活状況面接のメリット

① **一定の構造化に基づく**，面接者・被面接者双方の**安心感**。
② 得られる情報にばらつきがなく，対象者の**生活全般の様子**が把握できる。
③ 過去から現在までの役割機能や体験を継時的に聴取することで，**将来の目標**を設定・同定しやすい。
④ そのメンバー個人にとって何が**強化因子**になるかの**査定**もできる。
⑤ ソーシャルスキルの**過不足の評価**や，獲得が必要な**技能群が明確に**アセスメントできる。
⑥ セッション開始後の個別の練習内容（ロールプレイ・宿題）の**想定・イメージング**がしやすく，指導計画の手がかりが多く得られる。

⇒個人およびグループのアセスメントにきわめて有用なツールと考えられる。

3）指導計画の立てやすさ

「問題となる対人状況」の部分では，普段どんなことが起きているかということを具体的に尋ねますので，個別の場面がイメージしやすく，ロールプレイの内容の組み立てや宿題の設定がしやすくなります。個人の指導計画が立てやすくなるというわけです。

こういった重要な手がかりが多く得られるので，個人とグループ全体の両方のアセスメントにとって，社会生活状況面接は非常に有用なツールだと考えています。

3．アセスメント面接実施時のポイント

1) warm heart & cool brain

これは面接全般を通して心がけておきたいことで，温かい気持ちを持ちながらも，常に冷静に，客観的に観察する部分もしっかり持っていようという

ことです。

2）面接前の手順

　最初に挨拶と自己紹介をするのは礼儀としても当然です。それから，「なぜこの面接をするのか」という説明や「30分ほどかかりますがお時間よろしいですか？」という確認を，私は毎回必ずしています。目的や見通しを伝えてあげないと，相手の方は不安になってしまいます。こういったことを伝えるのは，面接の基本の基本と言えるでしょう。

3）心構えとして留意すべきこと

　事情聴取ではありませんので，情報を集めつつも，きちんと相手の人全体に関心を払って聞いていくことが重要です。この人は実際にどういった生活をしているんだろう，どういうところはうまくやっていて，どんなことに困っているんだろう，というような話の内容に注意を向けると同時に，面接場面でのコミュニケーションのあり方そのものが，その人の持つソーシャルスキルのいろいろな特徴を表していることも忘れてはなりません。

　たとえば，質問したときに反応が返ってくるのが遅いか，すばやいかとか，どうも表面的できちんと聞いていないようだとか，声の大きさはちょうどいいか，一本調子ではないか，抑揚はあるか，こちらの話していることに対するバックチャンネル（うなずきやあいづちなど）があるかどうかなどについても，きちんと観察しながら面接を進めていくことが必要です。

4）温かみはありながら，節度ある礼儀正しさを持つこと

　社会生活状況面接を実施する場合，対象となる方との関係性は，デイケアや病棟で普段から接している人，この面接で初めてお会いする人などさまざまだと思います。どんな場合でも私が心がけているのは，面接だからといってかしこまりすぎず，かつ，「自分のことを話して教えてくれる人」というある種の敬意のようなものを持つ，ということです。

5）「傾聴のスキル」を活用すること

「傾聴のスキル」は，面接に来てくださった方にリラックスしてもらえるような温かみを伝える方法の１つです。「傾聴」といってもただ聞くだけではなくて，うなずいたりあいづちを打つ，「それで？」とか「それからどうなりましたか？」というように積極的に話を引き出す，「～ということですね」と少しサマライズして返してあげる，こちらの感じたことや共感したことを率直に伝える，といった工夫が必要になります。これらは一生懸命聞こうとすれば自然にしていることかもしれませんが，面接の技法として，少し意識されるとよいでしょう。

6）まずは構造にのっとってやってみること

せっかくこのような構造化された面接ツールがあるわけですから，まずは構造にのっとって，きちんとやってみることが重要だと思います。最初から手順を省略して実施してしまうと，この面接のよさや本質がわからなくなります。スタッフ同士で練習する場合も，原則や基本をしっかり押さえて体験しておくことが大事です。

7）全体像がきちんとイメージできるように聞くこと

① どこまで聞くか

構造化された面接法ですから，決まった質問をしながら進めていくわけですが，たとえば趣味について尋ねた場合，「週に何回やっているんだろう？」「どんな仲間とやっているんだろう？」「お金はかかるのだろうか？」など，いろいろ興味がわいてくるのは当然で，つい世間話のように根掘り葉掘り聞きたくなってしまうことは確かにあるでしょう。質問をしながら，どこまでの情報が必要なのか，自分の興味や関心に左右されて聞いてしまってはいないだろうか，といった見きわめを，その都度自問自答していくことが重要です。ただし，その人の生活の様子やソーシャルスキルの得意・不得意・過不足といったことを含めて，相手の方の全体像がきちんとイメージできる程度

には聞くべきです。この面接では，過去から現在の情報を尋ね，そして未来の目標というふうに聞いていきますので，それらをつなげてイメージしていくと，割合その人の全体像が見えやすいだろうと思います。

行動療法の山上敏子先生（久留米大学文学部教授）は以前講演で「その患者さんが自分のイメージの中で生き生きと動き出してくるぐらいまで聞いていく」とおっしゃっていました。山上先生はとても温かみのある臨床家でいらして，「この患者さんを援助したい」という真摯な気持ちで質問をされますから，決して侵入的にはならないし，患者さんにとってはむしろサポーティブな体験になるのだと思います。私たちもそういう態度を身につけたいものです。

② ソクラテス質問法

こういった面接場面で対話をしていく際の技法として，「ソクラテス質問法」というものがあります。これは，ある程度制約を設けた「**開かれた質問**」（☞ **用語解説**）を用いる技法です。

たとえば，「スポーツは好きですか？」「普段忙しいですか？」といった「**閉ざされた質問**」（☞ **用語解説**）だけでなく，「楽しいと思う活動はありますか？」「忙しいのはどんなときでしょうか？」といった聞き方をすれば，いろいろイメージして返事をしてくれるので答えを引き出しやすいし，ご本人も「自分で考えて答えた」という感覚を持つことができます。ご自分でいろいろ気がついて，「そういえば……」となれば，質問されたことにただ答えたというよりは，主体的に取り組んだという手ごたえが残るものです。こういった質問の仕方を少し意識してみるとよいでしょう。

③ 思いがけない反応にあったとき

たとえば，先ほどのセキグチさんとのデモンストレーションで，「趣味はなんですか？」と尋ねたのに対して「趣味はないです」と言われたときのように，こちらが思ってもいなかったような反応だった場合，「え!?　趣味はないんですか!?」とこちらが驚いてしまっては，せっかく答えてくれた相手の気持ちは台無しになってしまいます。趣味について質問したのはこちらで

Session8 社会生活状況面接のポイント　139

すから，その答えについては相手の意思を尊重するべきです。「趣味がない」という答えはそのまま受けとめて，「そうですか。そういう方もいらっしゃいますよね」といった具合に，次の質問に進んでかまいません。相手の反応に対しては，常にオープンな気持ちで受けとめていくことが非常に大切です。

8）個人目標は，長期目標，短期目標の順に2つずつ聞くとよい
① どのように期間を設定するか

　私は「1年ぐらい先にどうなっていたいか」を長期目標，「今回のSSTで取り組めそうなこと」を短期目標と考えています。これだとメンバーも割合イメージしやすいようで，「1年後ぐらいには，こんなふうに暮らしていたい」「こんなことができていたらいい」という見通しと，「今期のSSTで身につけると，長期目標に役立つスキル」という形で，きちんと目標設定がされますし，SSTへの動機付けを高めてくれるように感じています。

　「1年後」というのはある程度自分でイメージできる範囲の期間だと思いますし，「そのぐらい先であれば，何か変わっているのではないか」と希望が持てるのではないでしょうか。「半年」というのは何かを達成するには少し短い期間ですから，それに向けての短期目標もイメージしにくくなります。一方，短期目標を「半年先にどうなっていたいか」などとしてしまうと，すぐに長期目標達成の時期になってしまいますから少々中途半端な気がします。

　また，日本のSSTの一般的な頻度や期間を考えると，その中で現実的に取り組めるスキルを短期目標として設定していくのが妥当ではないかと考えます。セッションを週1回の頻度で行っているとすると3カ月で12セッションになり，しっかり学習できるスキルの数は2つ3つ程度ということになります。

　ただし，これが絶対ということではなく，SSTの実施状況や，対象者が急性期の人か慢性期の人か，外来か，デイケアかなどでもまた違ってきますので，各自の現場に合わせて調節していかれるとよいでしょう。重要なのは，メンバーが目標や見通しをイメージしやすいように，ということです。

② どのように目標を聞いていくか

　これにはいろいろな方法があって，たとえば『ステップガイド』には「短期目標→長期目標」という順番での質問の仕方が紹介されています。どちらの場合であっても，短期目標，長期目標，それぞれ2つずつ聞くことをお勧めします。そうすることで，違った領域の目標が出てくることが多く，ご本人としても今後の生活のイメージや自分のやりたいことについての選択が広がりますし，面接者にとっては，その方のいろいろな側面を知るきっかけになります。

　それから私は，長期目標はSST的な目標でなくてまったくかまわないだろうと思っています。何でもいいから，その人の願いや希望が出てくればいいと思うのです。短期目標を設定するときに，長期目標に伴う行動を細分化する技術を治療者側が持っていれば，それでいいのですから。

　「その人の願いをかなえるには，どんなスキルが必要か」というおおまかな設計図を頭の中に浮かべることができれば，プログラムも組み立てやすくなります。そしてなんといっても，面接を受けてくれた人に「あなたの目標のために，SSTではこういうことをお手伝いできますよ」と自信を持って提供することができます。長期目標として出された大きな行動を，どの領域の技能が必要なのかという技能群に細分化して，さらにその中の技能に細分化していくという非常に緻密な作業なので，「ここが難しい」と皆さんおっしゃいますが，これができたらSSTは非常にやりやすくなりますし，リーダー自身にとって，行動を細分化する，あるいは分析するというとてもよいトレーニングになりますので，ぜひ楽しんで取り組んでいただけたらと思います。

9）主体性を尊重することの意味を誤らないこと

　面接者が，面接を受けてくれる人の意見や主体性を尊重しようと考えるのは当然のことです。しかし，相手を尊重することと，こちらから提案や質問をしないこととは，まったく別のことです。

ひたすら傾聴することが必要な場合も，もちろんあります。しかし，「自分から意見を述べる」というスキルそのものをなかなか持ちえないメンバーに対して，「さあ，どうしましょうか」などとまったくオープンな形で意見を求めることは，非常に負担をかけてしまうだけで，とてもサポーティブとは言えないでしょう。このような場合には，具体的な例をいくつか提示して，意見や考えを引き出すような働きかけをするとか，先ほどお話ししたような「ソクラテス的質問」などを使って，ご本人に考えてもらいつつ，選択肢は少しこちらからも提示するとか，こちらの提案を示してご本人の意見を聞いてみる，といった，バランスをとりながらの働きかけが，非常にサポーティブということになります。

　このようなあり方は，治療者がかなり積極的にかかわる姿勢を示すことになりますが，サポーティブであることの意味を一義的にのみ理解せず，ぜひ柔軟な構えで取り組んでください。

10）「もう少し詳しく聞きたい，でもちょっと聞きにくい」……そんなときは？

　たとえば学歴や職歴など，情報として聞いておく必要があると思っても，少し聞きにくいと感じたり，「もう少し詳しく聞きたいけれど，聞いたら悪いような気がしてしまう」ということがあります。

　このような場合，私は，「お仕事のご経験がおありだとのことでしたが，どんなお仕事をされていたのか，お聞きしてもよろしいですか？」とか，「信頼できる人がいらっしゃるとのことでしたが，それはどなたかお聞きしてもいいですか？」といった聞き方をします。答えるか答えないかの権利は相手に保証しておいて，こちらの聞きたい内容は伝えるというやり方です。この方法で答えてもらえなかったことは今のところありませんが，「いや，それはちょっと」と言ってくれればそれ以上聞かなければいいので，聞く側にとっても「聞きすぎてしまうのではないか」という心配が減ります。

　ただ，前にも述べたように，自分の興味や関心に左右されない質問の見き

「問題となる対人状況」と対応する各「技能群」

A. 会話を始め，続けること　　　　　　　→　会話技能群
B. もめごとをうまく処理して口論を避けること　→　対立の処理技能群
C. 自分の権利を主張して自分を守ること　　→　自己主張技能群
D. 他の人と生活すること　　　　　　　　→　地域生活技能群
E. よい対人関係をもつこと　　　　　　　→　友達付き合いとデートの技能群
F. 治療チームのスタッフと話すこと　　　→　健康維持技能群
G. 働いたり，ボランティアをすること　　→　就労関連技能群

＊つまりA〜Gのどの項目に多く問題があるかによって，どの技能群を中心にカリキュラム・メニューを作成すればよいかを考えることができる（複数にまたがっていてもかまわない），すなわちグループに共通の目標を抽出しやすいということになる。
＊ただしグループでの目標は共通であっても，その中で参加者1人ひとりの課題はきわめて個別化されることに留意。

わめや判断は常に必要です。

11）「問題となる対人状況」の項目は，『ステップガイド』の「技能群」に対応している

たとえば，「会話を始め，続けること」について質問する場合，最初は「あなたにとって，会話を始めて続けるという状況が難しいと感じられることはありますか？」とオープンに尋ねます。そこで「大丈夫です」と答えが返ってきたとしても，これは「会話技能群」に対応しているわけですから，「初対面の人とではどうでしょう？」「お友達とでは？」「デイケアで，顔は知っているけれどあまり話したことがない人とではどうでしょうか？」と相手をいろいろ変えてみたり，あるいは「会話を始めるのは大丈夫とのことですが，会話を続けるのはどうですか？」「自分から話しかけることはできますか？」「相手の話をしっかり聞くというのは？」と用いるスキルを変えて

みたりして，徐々に詳しく尋ねていくようにします。

　その人の生活の様子については面接の前半でいろいろと聞いているわけですから，実際の生活で起こりそうなことを想定して，「これならどうか」「ではこういう場合はどうか」といったように，負荷の違う場面をいくつか聞いてみるのもよい方法です。

　デモンストレーションのセキグチさんは自分の意見を伝えるのが上手な人だったので，ご自分でしっかり話してくださいましたが，実際の患者さんですと，「大丈夫です」「できません」のように，一言しか返ってこないこともよくあります。そういった場合，「どんなときにどんな人との間でうまくできなかったか，最近のことで教えてほしい」と伝えるとともに，こちらとしても提示できる例のストックを持っていたいものです。

　たとえば，「自分の権利を主張して自分を守ること」という自己主張技能群についての質問の場合だと，「レストランで注文と違うものが出てきたときに，きちんと言って取り替えてもらえますか」といった比較的負荷の低いものから，「大事な人，たとえば家族との間で，自分がやっていないことをやったというような誤解を受けたときに，それは違うと伝えて誤解を解くことができますか」というふうに，負荷レベルの異なる質問の引き出しを普段から用意しておくとよいと思います。

　では今から，ペアになって社会生活状況面接の体験演習をしていただきます。

————ペアになっての社会生活状況面接演習————

4．質疑応答

　実際に社会生活状況面接を体験してみてのご質問や確認点などございましたら，どうぞ。

受講生1：「問題となる対人状況」ではなくて，問題なくできている対人状況に
　　ついての把握も必要なのでしょうか？

「できています」と答えたからといって，本当にできているかどうかは実はわからないんですよね。ですから，すぐ次の質問に進んでしまうのではなくて，「では，こんな場面ではどうですか？」などと，いくつか具体的な場面を提示して聞いてみるのがよいと思います。セキグチさんのデモンストレーションでは，「会話を始めて続ける」という場面に対する質問で，最初は「特に問題ないです」という答えが返ってきましたが，そこでおしまいにせずに，さらに具体的に「研修会などで一緒になった初対面の人ではどうか」と尋ねてみました。すると，「実は知らない人の方が得意です」といったように，得意な面についても具体的に出てきました。

当然のことですが，アセスメントは不足の部分だけを見るものではなく，その人の資質や能力として生かせる部分についても把握するのが大切です。

　　受講生2：それは，「過去および現在の役割機能」の部分で出てきた内容や場面
　　を中心に聞いていけばいいのでしょうか。

もちろんそれもありますし，ここで重要なことは，出てきた答えをあっさり流してしまわないことです。「できています」という答えだったからといって，そのまま「できている」と評価するのではなく，「どういう場面で，どんな相手とできているか」という具体的なところを把握しておくとなおよい，ということです。

　　受講生3：長期目標に必要なスキルがこちらでも具体的に思い浮かばないときは
　　どうしたらいいでしょうか。

面接場面では，それほど具体的なスキルにまで細分化しなくてもいいと思います。たとえば，長期目標が「友人を増やして，楽しく過ごせるように」だったとすると，短期目標は「積極的に会話ができる」とか「楽に会話がで

きる」など，主に必要な技能群は「会話技能群」であることが把握できれば，まずはよいでしょう。技能群の中でどのスキルを選択するかについては，カリキュラム・メニューを作成する段階で具体的に細分化していくことになります。

　全体のプログラムとして考えていくにあたっても，最初から限定しすぎるよりも，若干幅があった方が有効ではないかと思います。

　面接場面で無理にスキルを具体化しようとしなくても，お互いに「このあたりの技能群に取り組めるとよいだろう」といったおおまかな合意ができればよいでしょうし，「それについてはSSTでお手伝いできる」ということが伝われば，信頼関係を築くとか，動機付けを高めるといった部分においても十分です。

＊　＊　＊

　では，お昼休みをはさみまして，午後からは演習に入っていきます。社会生活状況面接で得た情報をもとに，2グループに分かれてカリキュラム・メニューを作っていただきます。

　私の方ではお昼休みの間に，4人の方の面接情報からデモンストレーション用のカリキュラム・メニューを作っておきます。

Session 9

カリキュラム・メニュー作成の実際

　では，2日目の午後の部に入ります。午前中には社会生活状況面接を体験していただきましたが，その中で4名の方の情報をお借りして，カリキュラム・メニュー作成のデモンストレーションを行います。

　カリキュラム・メニューの作成は，まず，面接の結果得られた個々の目標から，グループ全体に共通して獲得目標となる技能群を抽出します。さらに，そこからSSTのセッションに組み込むことが必要なスキルをピックアップし，1クールのセッションの中で，より効果的に学習するために，どのスキルを何回ずつどんな順番で組み立てるかを検討します。

　まず，私がデモンストレーションを行い，その後2グループに分かれて皆さんに演習していただきます。

1．社会生活状況面接から導き出された目標の検討

1）セキグチさんの目標

　セキグチさんの面接内容は，午前中のデモンストレーションでご覧いただきました。抽出されるであろう技能群は「対立の処理技能群」と「自己主張技能群」です。さらに，技能群ではありませんが，「問題解決」のスキルが必要ということでした。セキグチさんは自己主張技能が不足であるというよりむしろ過剰で，多少一方的になったり，うまく折り合っていけない部分が課題となっていました。その点についてよりよい前向きなやり方を学習し，

表6　社会生活状況面接から導き出された各自の目標

- ●セキグチさん
  - 長期目標：① 趣味を見つけて余暇を充実させる
  - 　　　　　② 仕事面でまわりの人と連携して円滑にやっていける
  - 短期目標：① 相手の意見も引き出せるような前向きな自己主張を身につける
  - 　　　　　② 問題解決のスキルを身につける

- ●コヤマさん
  - 長期目標：① 時間のマネジメントがうまくできるようになる
  - 　　　　　② 仕事上の目標に向けて前に進んでいる
  - 短期目標：① 職場の上司との間でうまく自己主張できる
  - 　　　　　② ストレスマネジメントを上手にできる

- ●キムラさん
  - 長期目標：① 職場での人間関係をよくして，仕事をうまくやっていきたい
  - 　　　　　② 自分からの要望も伝えてまわりの人とうまくやっていける
  - 短期目標：① 相手の話をよく聞いて，相手の話を上手に引き出す
  - 　　　　　② バランスのよい自己主張ができる

- ●イシカワさん
  - 長期目標：① 自分のパートナーとよりよい関係を築き，維持する
  - 　　　　　② 職場の中でもよりよい関係を作り，仕事を充実させる
  - 短期目標：① ポジティブなものもネガティブなものも自分の気持ちを伝えられる
  - 　　　　　② 問題解決のスキルを身につける

解決方法の幅を広げていくことが短期目標，つまり，今回のSSTのクールで達成すべき目標としてあがっています。

　それが達成できると，「仕事の人間関係」「プライベートの充実」という長期目標にも生かしていくことができると思います。

2) コヤマさんの目標

コヤマさんの場合は,「相手によっては自己主張も問題解決も上手にやっているが, 仕事の面についてはグルグル考えているばかりで, なかなか前に進めない」ということでした。そして, 時間のマネジメントがうまくできること, 忙しいときにもきちんと目標に近づいていける, という長期目標が出されました。

面接内容からは, たとえば職場の上司に対して, 世間話のような「会話技能群」的な部分では特に問題はないのですが,「自分の意見を伝えて, 少し相談に乗ってもらえるようになるとよいのではないか」といった点が見えてきます。それも,「そんなの自分で考えろ」などと返されると, 何も言えないまま落ち込んでしまう結果になるそうですし, 上司には相談以外にも要求を出さなければならないこともあるとのことなので, うまく上司からのアドバイスを引き出すために,「自分の意見や考えも伝えながら, そのうえで上司の意見も尋ねていく」といった双方向的な「自己主張技能群」のスキルが獲得できるとよさそうです。

それと同時に, そういうストレス状況の中での対処の幅を増やしておくことも必要かもしれません。それにはストレスマネジメントの意味で「問題解決」のスキルを学習することが役立ちます。

3) キムラさんの目標

キムラさんは, 知人との間では会話も自己主張も問題なくできるけれども, 職場ではなかなかうまくいかないのだそうです。さらに, 相手から強く言われるとびっくりして引いてしまうとか, 自分から話すのはできるけれど, 相手の話を上手に聞いて引き出していくというのが難しいとのことでした。

キムラさんの長期目標はお仕事の方でうまくやっていきたいということですから, 短期目標としては「基礎的な技能群」と「会話技能群」の両方に含まれている「傾聴」, つまり「相手の話に耳を傾ける」スキルを活用して, 相手の話を上手に聞くことで話を引き出していく, いわゆる「積極的傾聴」

を学習されるとよいでしょう。「自分から要望を伝えて相手とかかわっていく」といったあたりも，SSTの目標としてお手伝いできる部分です。

4）イシカワさんの目標

イシカワさんは，友達や後輩といった方たちとは上手に，気さくにやりとりできていて，職場でもご自分の役割をきちんとこなしていらっしゃいます。ただ，上司とか，ご自分のパートナーとか，大事な人との関係性では，ご自分の気持ちを今ひとつ伝えきれていない，特にネガティブな気持ちはなかなか伝えにくいということがあるようです。また，相手の行動によって自分が不快な思いをしたときにどうしたらよいか，なかなか解決できないといったところが課題として見えてきました。

そこで，まずは気持ちの伝達が必要だろうと考えました。気持ちを伝えるということ自体が自己主張に関連しますので，「自己主張技能群」が獲得の必要な技能群と言えるでしょう。それから，困ったことが起きたり，ネガティブな状況に追い込まれたときに，自分自身がどのように主体的に解決していくかというあたりで，やはり「問題解決」スキルが抽出されるのではないかとも思いました。

2．カリキュラム・メニューの作成

ここまでの話を踏まえて，カリキュラム・メニューの例を考えてみました（表7）。

まず，この4名を1つのグループにしてステップ・バイ・ステップ方式を行うのが有効かどうかを検討します。面接の結果から，4人の方に共通しているのは，会話技能群全般の不足というよりは，自己主張領域の問題であろうと判断しました。そして，それに関連して，ストレスマネジメントのための「問題解決」スキルという技能を加えたらよいだろうと思います。さらに，ちょっとした話を引き出したり，会話をうまく続けていくために必要な「会

表7　カリキュラム・メニュー例（12回1クールの場合）

グループ全体の目標：バランスのよい自己主張とよい関係作りで
　　　　　　　　　自分のストレスを上手にコントロールしよう！

［グループ全体に共通して抽出された主な技能群
　：自己主張および対立の処理技能群（基礎的技能＋問題解決技能）］

セッション①　"積極的傾聴"
　　　　　　　相手の話に耳を傾ける／かみ合った質問をして
　　　　　　　　　　　　　　　　　その答えに耳を傾ける
セッション②　"積極的傾聴"
　　　　　　　相手の話に耳を傾ける／相手の話を引き出して会話を続ける
セッション③　ほめる／ほめ言葉を受け入れる
セッション④　肯定的な気持ちを伝える
セッション⑤　頼みごとをする ｛相手が引き受けてくれたら
　　　　　　　　　　　　　　　相手に断られたら
セッション⑥　頼みごとをする（相手の行動を変えてもらうよう頼む）
　　　　　　　　　　　　　　　｛相手が引き受けてくれたら
　　　　　　　　　　　　　　　　相手に断られたら
セッション⑦　問題解決
セッション⑧　問題解決
セッション⑨　話し合って折り合う／口論せずに相手の意見に同意しない
セッション⑩　話し合って折り合う／口論せずに相手の意見に同意しない
セッション⑪　不愉快な気持ちを伝える／苦情に応じる
セッション⑫　不愉快な気持ちを伝える／苦情に応じる

注）スキルの名称やカリキュラムの内容については『ステップガイド』下巻のものを若干改変するなどして用いているものも含まれている。

話技能群」の一部のスキルも加えました。つまり，グループ全体に共通して獲得が必要な技能群として，メインの「自己主張技能群」に加えて補足的に「会話技能群」の一部が抽出されると考えました。

　SSTを実施する際，私はいつもグループ全体に共通する目標をキャッチフレーズ的に作るのですが，今回のグループでは「バランスのよい自己主張とよい関係作りで，自分のストレスを上手にコントロールしよう」としました。

　1クール12回の設定です。若干複雑なカリキュラム・メニューになっていますが，4名の方皆さん機能の高い人とアセスメントされていますから，上手に練習を積み重ねる工夫をすればきちんと学習していけると判断しました。

3．各セッションにおけるスキル提示の工夫

1）セッション①，②：「積極的傾聴」のスキル

　最初の2回は「積極的傾聴」ということで，「相手の話に耳を傾ける」スキルから始めてみたいと考えました。

① スキルの位置付け

　これは，どのようなスキルを使ううえでもベースになりますので，誰にとっても学習しておくと必ず役立ちます。非常にシンプルなスキルでありながら，受信・処理・送信をすべてカバーしているものだからです。

　人の話を聞くことそのものは「受信」ですね。話の内容を理解したり判断したりするのは「処理」ですし，それを聞いてうなずいたり，あいづちを打ったり，重要な部分を復唱したり，感じたことを伝えたりといった部分は「送信」になるわけです。

② カリキュラム内容とそのポイント

　今回は，この基本的なスキルのステップに加えて，「相手の話を聞いた後に，さらに話題にかみ合った質問をして，またその答えに耳を傾けるスキル

表8 「積極的傾聴スキル」のステップ

「積極的傾聴」のスキル
相手の話に耳を傾ける／かみ合った質問をしてその答えに耳を傾ける

◆基礎的ステップ：
　① 相手の顔を見る
　② うなずいたり，あいづちを打つ（ふーん，なるほど，など）
　③ 聞いたことを繰り返す
　　　a．大事な点（キーワード）を繰り返す
　　　b．相手の気持ちの受け止め，または話を聞いて感じたことを伝える
　（例：「そう，それは○○だったね」「××ですねえ」などひとこと伝える）

◆応用のステップ：
　基礎的ステップ ① ～ ③ までの後……

> 相手の話題にかみ合ったことを質問する
> ↓
> 質問の答えにまた耳を傾ける

（ベラックたちが作成したものをもとに著者が改変・作成。以下，表9～表13同様）

を用いる」というような，1つのパッケージとして学習してもらおうと考えました。

　「相手の話に耳を傾ける」スキルは，いわば受動的なスキルですので，相手が話しかけてきてくれるのを待っているだけですと，スキルを発動するチャンス，練習するチャンスは限られてしまうかもしれません。そこで私は，初回は既存の**カリキュラム**（☞ **用語解説**）の通りに，基本的なステップだけを学習してもらうとしても，2回目3回目にはこういった応用のステップを加えて，カリキュラムに若干の改変を行うことが多いです。今日の4人の皆さんなら，最初から応用部分を加えて学習していっても大丈夫でしょう。た

表9 「ほめる／ほめ言葉を受け入れる」スキルのステップ

「相手をほめる」スキル
ステップ：
① 相手の顔を見る
② 肯定的で誠実な声の調子で
③ 相手の何がいいと思うのか具体的に伝える

「ほめ言葉を受け入れる」スキル
ステップ：
① 相手の顔を見る
② お礼を言う
③ ほめられてどんな気持ちになったか伝える
④ ほめられたものについて自分がどう思っているのか言う

だ，非常に重要なスキルですから，2回目のセッションでもとりあげて，さらに「かみ合った質問をする」というステップを展開させながら，相手の話をうまく引き出して会話を続ける工夫をしていく練習ができたら，とイメージしました。

2）セッション③，④：「相手をほめる／ほめ言葉を受け入れる」スキル

① スキルの位置付け

これは次の「肯定的な気持ちを伝える」スキルに向けての基礎となるもので，その下位分類とでも言えましょうか。シンプルで非常に基礎的なスキルです。

② カリキュラム内容とそのポイント

この2つを広く応用していくと「肯定的な気持ちを伝える」スキルにもつながっていきますので，グループ全体の目標でもある「よい関係作り」に必ず役立ちます。

また，2つの相互交流的なスキルを組み合わせて学ぶことで，宿題でスキ

ルを実行しやすくして練習のチャンスを増やすというねらいもあります。

3）セッション⑤，⑥：「頼みごとをする」スキル
①スキルの位置付け
　これは自己主張の基礎となるスキルです。今回はそれに加え，頼みごとをした後に派生する問題への対処，すなわち，相手が引き受けてくれたときには肯定的な気持ちを伝える，断られたら折り合ったり，提案をしたり，どうしてもダメならお礼を言って立ち去る，という，いわば「**バックアップスキル**」（☞**用語解説**）も含めて学習します。

②カリキュラム内容とそのポイント
　バックアップスキルを含めることで，「肯定的な気持ちを伝える」スキルを復習する機会を得ながらスキルそのものが活用されることになります。また，折り合ったり，提案するといった部分を学習することは処理技能のトレーニングにもなるので，これから先に学習していくやや複雑なスキルの基礎作りにもなります。

　このスキルを2セッション続けて取り上げるわけですが，最初は何かを手伝ってほしいといったような一般的な「依頼」とか，一緒に何かをしようと「誘う」など，肯定的なコミュニケーションにおける自己主張を学習していきます。ただ，このカリキュラム・メニューでは，ゆくゆく「不愉快な気持ちを伝える」という非常に負荷の高いスキルを学習する予定になっていますから，その前段階としてこの時点で，「相手の行動を変えてもらえるように頼む」といったスキルを学習しておくと，よりストレス度の高いスキルにも安心して取り組めますし，学習のつながりも出てくると思います。

　また，断られたときに折り合うとか，提案をするといったスキルを学習しておくことで，「処理技能」がトレーニングされますので，後ほど学習していく「問題解決」におけるブレインストーミングや「話し合って折り合う」といったスキル，また「不愉快な気持ちを伝える」スキルの最後のステップである「今後同じようなことが起こらないよう提案する」という部分に向け

表10　「頼みごとをする」スキル＋バックアップスキルのステップ

「頼みごとをする」スキル

　ステップ：
① 相手の顔を見る
② 相手にしてほしいことを正確に話す
③ そうしてもらえるとどう感じるか相手に伝える
　　　（例：うれしい，助かる，ありがたい，など）

「頼みごとをする」ためのバックアップスキル

その１：相手が引き受けてくれたら
　ステップ：
① 相手の顔を見る
② お礼を言う
③ 自分のポジティブな気持ちを伝える
　　　（例：うれしい，本当に助かる，など）

その２：相手に断られたら
　ステップ：
① 相手の顔を見る
② 相手の返事によく耳を傾け，大事な点は復唱する
③ 折り合えそうな提案をする
　　　（ただし，どうしても無理だと判断した場合は「わかりました，ありがとう」と言って立ち去る）

ての素地作りとなります。

4）セッション⑦，⑧：「問題解決」のスキル

① スキルの位置付け

　ここまでですでに「頼みごとをする」スキルのバックアップスキル学習として，「提案をする」ことを学んでいます。それによって「問題解決」スキ

表11 「問題解決」スキルの意義およびステップ

「問題解決」スキル

　だれでも日々の生活の中で，いろいろな問題にぶつかることがあるでしょう。その問題は大きいことからちょっとしたことまでさまざまですし，問題が起きる状況も人によっていろいろです。普段の生活の中でも，また職業生活においても，さまざまな問題が起こってきます。
　しかしどんな場面でも，どんな問題であっても，問題に対して手順を踏んで処理することは世の中でうまくやっていくために，また自分自身のストレスを軽くするためにも大切なスキルです。
　ぜひ次のステップを覚えて活用できるようになるとよいでしょう。

　ステップ：
　① 何が問題かはっきりさせて，解決イメージを考える
　② 思いつく限りの解決案をあげてみる：＊ブレインストーミング法
　③ それぞれの解決案の長所と短所をあげる
　④ 最善と考えられる解決案を1つ，または組み合わせて選ぶ
　⑤ どのように実行するか計画を立てる
　⑥ 後日，その計画が実行できたか確認する

ルの重要なステップであるブレインストーミングの基礎はできているわけです。

　② カリキュラム内容とそのポイント
　ここでは「セッション内で自分の問題を解決する」ことが目的なのではなく，このスキルのステップを学習することにより，日常生活の中でも自分の問題を抽出し，解決案についてブレインストーミングをして，さらに計画立案をし，実行できる力をつける，つまり「問題解決」の手順そのものを覚えることが重要です。リーダーの視点として留意するべき点と言えます。

Session9 カリキュラム・メニュー作成の実際 157

表12 「話し合って折り合う／口論せずに相手の意見に同意しない」スキルのステップ

「話し合って折り合う／口論せずに相手の意見に同意しない」スキル

相手と意見が違う，考えが一致しない，という場面に出くわしたら……

ステップ①：自分の意見を手短に説明する
ステップ②：相手の意見をさえぎらず，耳を傾ける
ステップ③：相手の意見を復唱する（例：「○○さんは××なんだね」など）
↓
★ここで一呼吸おいて，状況に「チャンネル合わせ」してみる
⇒自分にとって，相手と折り合うのが適切な状況なのか，同意はせずに保留にしてもOKな状況なのかを判断する。

＊折り合う場合　　　　＊同意はせずに保留にする場合
ステップ④：　　　　　ステップ④：
　折り合えそう　　　　　「意見が違ってもかまわない」と手短に述べる
　な提案をする　　　　ステップ⑤：
　　　　　　　　　　　　a．一呼吸おいて会話を終える
　　　　　　　　　　　　　（例：「じゃあまた」「また別のときに話し合いましょう」など）
　　　　　　　　　　　　b．または話題を変えて会話を続ける
　　　　　　　　　　　　　（例：「ところで」「そういえば……」など）

5）セッション⑨，⑩：「話し合って折り合う／口論せずに相手の意見に同意しない」スキル

① スキルの位置付け

これまでの学習を踏まえて，後半は少々複雑なスキルの学習に進みます。このスキルも，なかなか複雑なものです。

② カリキュラム内容とそのポイント

事前に処理技能の活用部分をしっかりと学習してきていますので，この段階ではもう少し展開させて，相手と意見が違ったときに前向きに折り合って

表13　「不愉快な気持ちを伝える／苦情に応じる」スキルのステップ

「不愉快な気持ちを伝える」スキル

ステップ：
① 相手の顔を見る
② 落ち着いてきっぱりと話す
③ 相手のどの行動で気持ちが動揺したか正確に話す
④ 自分がどんな気持ちになったか伝える
⑤ 今後同じことが起こらないように提案する

「苦情に応じる」スキル

ステップ：
① 落ち着きを保って相手の顔を見る
② 真剣に相手の話に耳を傾ける
③ 相手が言ったことを復唱する
④ 今後の対応について伝え，必要ならば謝罪の言葉を伝える

いくことや，同意はしないけれども対立もすることなく上手に処理していくなどといった，2つのスキルを組み合わせて学習できるように作成したカリキュラムです。場面に必要なスキルをみきわめ，場に応じた応用力をつけるために，2セッションかけて練習していきます。

6）セッション⑪，⑫：「不愉快な気持ちを伝える／苦情に応じる」
① スキルの位置付け

最後の2セッションは「不愉快な気持ちを伝える」スキルで，皆さんのもっとも苦手とする部分です。こういったネガティブな感情要素を含む自己主張はなかなかしづらいものですし，あるいは，表出しすぎてしまっても困ります。重要なスキルだけに，難易度も高くなっています。

② カリキュラム内容とそのポイント

そこで少し工夫してみました。逆の立場，つまり「苦情に応じる」スキル

もセットにして練習する方法です。こうすると，不快伝達がしにくい人も過剰な人も，逆の立場で応じてみることで相手の反応を観察できますし，さらには自分の認知が変わっていく体験もできればよいと考えました。

4．感想とまとめ

　ここまでが12回のカリキュラム・メニューの解説になりますが，ご意見やご質問などあれば，ぜひどうぞ。コヤマさんはいかがですか？　若干ハードなプログラムかもしれませんが，実際にやってみたい感じは出てきますでしょうか。

> コヤマ：後半の7回目から12回目の部分は「やってみたいな」とすぐに思いました。逆に，1回目から5回目は最初のうち「必要かな？」と思っていたのですが，解説を聞くと「なるほど，つながっているんだな」と理解できたので，やってみたいという感じになっています。

　そう言ってもらえると安心します。確かに前半部分は，特に自己主張技能群に問題があるとご自分で感じていらっしゃる方にとっては，「できているから大丈夫」と思われるかもしれません。けれども，ハードルの高い課題をいきなり最初からやっていくというのは大変ですし，その後学習するスキルの素地作りが必要です。

　また，一見シンプルなスキルも少々複雑な構成にしてあって，応用力をつけるために役立つ内容になっています。たとえば，「相手の話を引き出して会話を続ける」などの段階になりますと，むしろ結構難しいスキルになっていくでしょう。

　また，最後に学習する「不愉快な気持ちを伝える」スキルをスムーズに学習するためには，まず負荷の低い「肯定的な気持ちを伝える」スキルが習得されていなくてはなりませんし，相手のよい点や肯定的な感情を伝えることができると，物事のポジティブな面に目が向きやすくなり，自分のストレス

を減らすことにも役立ちます。そのような考えから，前半のカリキュラム・メニューにこれらのスキルを組み込んでみました。

キムラさんはいかがでしょう。

> **キムラ**：自分の苦手なところがちゃんと取り上げられていると思いました。会話が続かないとか，問題解決のスキルにかかわる部分も，自分としてはかなり問題があると思っているので，それが入っているのもいいなと思います。あと，ちょっとハードルが高いですが，不愉快な気持ちを伝えるのも苦手なので，それも練習できるのはいいですね。

「不愉快な気持ちを伝える」のは確かに難しいスキルですから，他のスキルで基礎作りをしてから，ということで最後の方に入れました。

見通しを持って取り組める，という点は重要です。後半になるとハードルが高くなるなと思っても，「この順番でやっていけば取り組めそうだ」といった手ごたえが持てるといいですよね。

イシカワさんはいかがでしょうか。

> **イシカワ**：カリキュラム・メニューの順番について，ちょっと今，考えているんですけど……。まず11回目の「不愉快な気持ちを伝える」スキルを先にやって，それから「肯定的な気持ちを伝える」スキルを学習して，相手のいいところを見つけるといったことをしながら，最後に「頼みごとをする」スキルを練習してみたいなというふうに考えています。

なるほど。できないところから最初に取り組みたい，と思うのは自然なお気持ちだと思いますが，やはりできていないところというのは，自分にとって難しい部分だと思います。ですから，まず素地を作って取り組みやすくしておいてから展開させる，という進め方にした方が，多くの場合うまく学習できるものです。

たとえば，実際にメンバーさんに練習してもらう場合には，まず基礎的なスキルをしっかり学習し，そこでうまくやれた体験がないと，次に複雑なス

キルにチャレンジしていくことが非常に難しくなってしまいますし、「今学んでいることが、後半のもう少し複雑なスキルにもきちんとつながっている」というような見通しを治療者側が提示することはきわめて重要です。

何か補足などはありますか？

> **講師2**：幸江先生はこのカリキュラム・メニューをお昼休みの間に作ったのですが、実際にはリーダー、コリーダー、担当スタッフが顔を合わせて、3時間とか4時間、喧々諤々とやっています。今は、パッとできあがったように思われるかもしれませんが、実は大変な作業です。けれども、非常に重要な作業ですので、ぜひこの後、演習を通してコツをつかんでいただきたいと思います。

本当にこの作業は重要です。私は普段は、カリキュラム・メニューを1人でだいたい組み立てて、その後パートナーのリーダーと一緒に少し詰めるといったスタイルです。ですから、まずは1人で1週間か2週間ぐらいじっと考える、という時期があります。10人なら10人のメンバーさんと面接をして、その情報を頭の中へズラーッと並べて、何度も何度も思い返しながら、グループ全体に共通の目標は設定できるか、必要な技能群が抽出できるか、できるとしたら、それにはどんなスキルをどのような順番で学習するのが効果的か、といったことをずっと考え続けて、「よし、これでいこう！」というところに落ち着くのはたいていセッションの前日の夜ぐらいになりますね。

そのぐらい時間のかかる作業ですが、せっかく面接でメンバーさんからたくさんの情報を提供してもらっているのですから、治療者側のやらせたい練習ではなくて、そのスキルが各メンバーの生活にいかに直接、早く役立てられるかという考えでやっていかれるといいと思います。

それから、最初のうちは特に、カリキュラム・メニューの中でスキルをただ順々に並べてしまいがちといったことが起こりやすいかもしれません。それでも、各スキルそのものの学習はそれなりにできるとは思いますが、それぞれのスキルが孤立して羅列されただけですと、素地作りとか、基礎から応

用への展開とか，カリキュラム・メニュー全体のつながりといった面が希薄になってしまって，メンバーにとっては，今後の学習に対する見通しや期待感，動機付けが低下してしまう可能性があります。あるいは，新しいスキルの学習に入る際に，前回までのスキルが基礎になっているから安心して練習できるといった側面もあるでしょう。私自身はそういった点を意識して，カリキュラム・メニューを作成するようにしています。

また最近では，「頼みごとをする」スキルの部分でお示ししたような，「パッケージスキル」とでもいうような形を考えています。週1回程度のセッションでは，スキル学習の到達にも，メンバー各自の目標達成にも，かなりの時間がかかってしまいます。そこで，セッションの頻度が少ない中でも何とかうまく工夫できないかと考えて，「頼みごとをする」スキルのように，1つのスキルを用いた後に派生してくる問題の対処スキルまでを1つのパッケージとして提示したり，「話し合って折り合う」スキルと「口論せずに相手の意見に同意しない」スキルのように，関連性の高いスキルを組み合わせて学習したりしています。『ステップガイド』で紹介されているカリキュラム用技能シートは，アメリカの高い頻度で実施されるセッションを想定して作成されているのでしょうから，それを日本で週1回，あるいはそれ以下の頻度で援用していくのであれば，さまざまな工夫が必要になってくると思われます。

それでは，これから2グループに分かれていただいて，カリキュラム・メニュー作成の演習に入っていきましょう。カリキュラム・メニュー作成の演習用シート（表14）をお使いください。

——カリキュラム・メニュー作成の演習——

——各グループの発表と講師による総評——

Session9 カリキュラム・メニュー作成の実際　163

表14　「カリキュラム・メニュー」作成演習用シート

　社会生活状況面接の結果をもとに，1クール12回分のカリキュラム・メニューを作成してみましょう。グループに共通して抽出された技能群は？　グループ全体の目標（テーマ）はどのように設定されますか？　そのためにはどのスキルをどういった順番で何回ずつ指導しますか？　グループで話し合ってシートを完成させてみましょう。

◆抽出された技能群（複数でもよい）：

◆グループ全体の目標となること（テーマ）：

1.
2.
3.
4.
5.
6.
7.
8.
9.
10.
11.
12.

Session 10

セッションの進め方の実際

　ここからは，先ほどのデモンストレーションで作成したカリキュラム・メニューの中から1つのセッションを切りとって，そのデモンストレーションをお見せします。私がリーダー役になって，セキグチさん，コヤマさん，キムラさんにメンバー役をお願いします。コリーダーは珠江さん，お願いします。今までより少し複雑なスキルを用いたセッションになっていますが，リーダーの進め方によく注目して見ていただきたいと思います。
　今回のデモンストレーションでは，「話し合って折り合う」と「口論せずに相手の意見に同意しない」という2つのスキルをパッケージ化したものを用います。これは自己主張あるいは対立の処理といった領域において，患者さんたちにとっても非常に重要なスキルなので，ある程度基礎的なスキルの学習を積み重ねたら，どこかの時点で教えてあげる必要があるものでしょう。
　ただ，それぞれのスキル自体がかなり複雑なものなので，単独で扱っていると，それだけでかなりのセッション回数が必要になってしまいます。以前，5回1クールのセッションでこの2つのスキルを扱うことになって，少ないセッション数の中で，どのようにメンバーに提示し，学習を進めていけばよいかいろいろと悩んだことがありました。そこで，この2つのスキルを細分化して比較してみたところ，ステップの途中までは同じ行動で，その後二手に分かれるので，パッケージにしてトレーニングができそうだ，と気づいたわけです。
　これから，このスキルの意義解説やステップについての話し合い，ロール

プレイの組み立て方などを含めて，デモンストレーションの中で詳しくご紹介していきます。昨日のデモンストレーションでは，まずはモデルと同じ練習をしてもらい，そこから個別の練習のポイントを修正のフィードバックあるいは改善点として提案し，追加のロールプレイを設定していく方法をお見せしましたが，今日は，全体へのモデル提示の後，それぞれの個別的な場面を引き出して練習する方法で行います。

では，始めましょう（このスキルのステップは，p.157，表12を参照してください）。

1．導入

[グループおよび個人の目標を確認しながら，セッションへの動機付けを高める]

リーダー：こんにちは。今日のSSTを始めましょう。リーダーは，私，佐藤幸江が担当しますので，よろしくお願いします。さて，このグループ全体の目標は，ホワイトボードに書いてありますね。コヤマさん，読んでもらっていいですか。

コヤマ：「バランスのよい自己主張とよい関係作りで，自分のストレスを上手にコントロールしよう」

リーダー：そうでしたね。自己主張については，皆さんそれぞれ，我慢しすぎてなかなか自分の考えを言いにくいとか，より前向きに伝えられたらいいとか，まわりの人との間で上手に自己主張することでうまくやっていきたい，自分のストレスをなるべく減らしていけたらいい，といった目標をお持ちでしたね。セキグチさんの目標は，「まわりの人たちとうまく連携をとっていく中で，前向きな自己主張ができたらいい」というものでしたね。今，このグループで練習しているスキルを積み重ねていくと，あなたの目標にはつながっていきそうでしょうか。

セキグチ：そうですね。つながると思います。

リーダー：こういった自己主張に関連するスキルをうまく使って，自分のストレスも上手にコントロールできると，生活自体がしやすくなりますよね。キムラさんの場合は「知り合いの人との間では自己主張しやすいけれども，職場の中でとなるとなかなか難しい」とおっしゃっていましたね。そうすると，グループでの目標は，あなたにとっても大事なものですね。

キムラ：はい。それに，親しい人だと逆に自己主張しすぎてしまうところもあります。

リーダー：関係性でいろいろ違うということもありますね。コヤマさんは，自分の伝えたいことがなかなか言えず，ストレスが増えてしまったらどうなりそうですか。

コヤマ：もんもんとして考えられなくなってしまいます。

リーダー：そう，とてもつらい状況になってしまいますね。そういったことを避けてうまくやれるように，適切に自己主張したり，上手にストレスをコントロールすることに役立つスキルを，今日も皆さんと一緒に学んでいけるといいと思います。

2．スキルの意義解説

[各自の生活の中でこのスキルがどんな場面で使えたらよいかについて話し合う]

リーダー：このSSTは，今日でもう10回目になりました。今日は前回に引き続き，「話し合って折り合う／口論せずに，相手の意見に同意しない」というスキルを練習していこうと思います。コヤマさんの生活では，たとえばどんな人との間でこのスキルがうまく使えたらいいですか。

コヤマ：職場の上司との間で使えたら，と思います。

リーダー：そうですね。職場の上司と上手に話し合っていくことも必要でしょうし，場合によっては，話は聞くけれども，ちょっと保留にしておく，

といったことも必要ですね。その場で折り合っていかなければいけない，あるいは解決しなければならない場合と，そうではない場合と，両方起きうると思います。キムラさんは，誰との間でこういうスキルを使えたら，あなたの生活がよりうまくやっていけそうですか。

キムラ：職場の上司などに対しては引いてしまって言えなくなることがある一方で，逆に親しい関係の人に対しては，強く言いすぎてしまうところがあるので……。

リーダー：バランスがうまくとれるといいですね。

キムラ：はい。特に「折り合う」というのは，親しい人との間でできるといいのかなと思います。

リーダー：仲のいいお友達との間でも言いすぎてしまわずに，あるいは職場の上司との間では引きすぎてしまわずに，というふうにバランスよくできるといいですよね。セキグチさんはどうでしょう。このスキルは，あなたの生活のどんな場面で役立ちそうでしょうか。

セキグチ：私も職場で，あまり強く押しすぎずに話し合いができたらいいなと思います。

リーダー：相手の意見もきちんと聞いたうえで，場合によって折り合わなければならないときと，とりあえず保留にしておいてかまわないときと，それぞれ職場やお友達関係などで起こってくると思います。このスキルがうまく使えると，たとえ相手と意見が食い違ったり，考えが一致しないような場面でも上手に対処でき，皆さんの自己主張やストレスコントロールに非常に役に立っていきますから，ぜひ今日も一緒に学んでいきましょう。

3．ステップについての話し合い

リーダー：これは少々ハードルが高いスキルなので，ステップがちょっと多いのですが，ステップの手順に沿って学んでいけば大丈夫ですから，一

緒にやっていきましょうね。では，ステップの1番目です。コリーダーの珠江さんに読んでもらっていいですか。

コリーダー：「自分の意見を手短に説明する」

リーダー：そうなんです。「手短に」というところがポイントです。キムラさん，自分の意見を説明するということは自己主張の大事な要素ですが，それを長々と伝えてしまったらどうなりますか。

キムラ：自分も何を言いたいのかわからなくなるし，相手にも，それではきちんと聞いてもらえなくなると思います。

リーダー：そうですね。長々と話しているうちに，自分でも何だったかわからなくなってしまうことってたまにありますよね。あまりに気持ちが先走ると，そんなことが起こってしまうでしょう。それに，長々と話していては，相手にもわかってもらいにくくなってしまいますね。ですから，手短に説明をする，言いたいことをちょっと頭の中でまとめておくといったことが大事です。では，ステップの2番目をセキグチさん，お願いします。

セキグチ：「相手の意見を遮らず，耳を傾ける」

リーダー：そうです。相手の意見を遮らずに聞くというのはとても大事ですね。相手の意見が違うと，つい「いや，そうじゃなくて」などと途中で言いたくなってしまうこともありますが，コヤマさん，自分がそう言われる立場だったらどう？　せっかく意見を言ってみたのに，「そうじゃなくて」と途中で遮られてしまったらどうでしょう？

コヤマ：少しイラっとします。

リーダー：そう，イラっとしたりしますね。それに，その後話をしようという気がなくなってしまうかもしれません。相手の意見はしっかり聞きつつ，自分の意見も手短にきちんと伝える。お互いにバランスのいい自己主張ということです。では，ステップの3つめをキムラさんにお願いしていいですか。

キムラ：「相手の意見を復唱する。例：『○○さんは××なんだね』など」

リーダー：　そうなんです。復唱というのは，単にオウム返しするというだけではなくて，相手の意見をきちんと受けとめていますよ，とか，ちゃんと聞きましたよ，ということを伝える大事な要素です。ただ「ふーん」とあいづちを打つだけよりも，「そうか，キムラさんはこう考えているのね」などと伝えた方が，相手の意見や考えを理解したことがきちんと伝わるわけです。

　さて，このスキルで大事なのが「チャンネル合わせ」です。実は私たちは，日々，いろいろな場面でこの「チャンネル合わせ」をしているんだと思います。何かが起きると，「さあ，どうしよう」「どうやったらいいか」などと，頭の中でいろいろなことを考えるわけです。相手と考えが一致しないといった場面も同様です。そういうときに慌ててしまうと混乱や失敗につながるので，そこでちょっと一呼吸おきます。そして，自分の気持ちや状況に対して，「ここでどうするべきかな？」と「チャンネル合わせ」をする。折り合うべきなのか，同意しないで保留にする場面なのか，それによってその後の対処，つまり使うステップが分かれていきます。折り合うことが必要な場合は，「折り合えそうな提案をする」というステップに進みます。とても大事な話をしているのに，どちらでもいいから保留，などということにしてしまうと，自分にとってもストレスになるし，お互いにとってよくない結果になるでしょう。ですから，きちんと前向きに提案していくという対処はとても大事なやり方です。

　一方で，ちょっとした趣味の違いなど，たとえば，私が「SMAPだと草彅君が好きなんだよね」と言ったときに，珠江さんは「えー，私はキムタクがいいわ」と意見が違ったとしても，「じゃあ折り合って香取君ということで」みたいなことはしなくていいわけです（笑）。ここでも「チャンネル合わせ」をして，まず一呼吸置いて考えてみます。今の状況は芸能人の話題で会話をしている，別に意見が違ってもかまわない場面だ，と判断すれば，「同意はせずに保留する」ということになって，

まず「意見が違っても構わない」ということを手短に伝えるステップを用います。たとえば，「好みはいろいろだよね」というようなことを言って，次のステップに進み，一呼吸置いて「じゃあ，また」などと伝えて会話を終えても結構ですし，テレビや芸能人の話で会話が続くかもしれません。

このように，場合によって対処のレパートリーが変わるというのを，今日の練習ではやってみようと思います。ここまで何か質問や確認はありますか？　大丈夫ですか？

4．全体へのモデル呈示およびふりかえり

リーダー：では，今日はモデルを2つお見せします。それぞれの場合でどちらのスキルを使うのが適切か，皆さんも一緒にチャンネル合わせしながら，私とコリーダーのやり取りを見ていてください。私がスキルを使います。まず最初は，「折り合う場合」をお見せします。ステップ①②③と，「折り合う場合」のステップ④をきちんと使っているかどうか，よく見て聞いていてください。よろしいでしょうか。では，始めます。

■リーダーによる全体へのモデリング：「話し合って折り合う」場合

> リーダー（主役）：珠江さん，よかったら今日この後，一緒にお食事に行けるとうれしいんだけどなあ。
> コリーダー（相手役）：いいですね。ただね，この後ちょっとだけ事務所に用事が残っているんですよ。
> リーダー：ああ，まだ用事が残っているのか……。そしたら，用事が終わったら電話1本もらえるかな。それでもいい？
> コリーダー：はい，わかりました。

リーダー：はい，こんな感じです。では，確認していきましょう。私は，まず最初に何をしたいと珠江さんに伝えていたでしょうか。
キムラ：お食事に行きましょう，と伝えていました。
リーダー：その通り。私の気持ち，考えは，「お食事に一緒に行きたい」ということで，それを伝えていました。これがステップ①です。そうしたら，珠江さんが返事をしてくれました。「いいですね」とは言っていましたが，セキグチさん，その後，珠江さんは何と言っていたでしょう。
セキグチ：「まだ事務所に仕事がある」と言っていました。
リーダー：そうです。「事務所に用事が残っている」という返事に対して，私はそれをしっかり聞いていたでしょうか。大丈夫でしたか。
セキグチ：はい。
リーダー：そうですね，珠江さんの返事を遮ったりせずに聞いて，「そうか，用事があるのか」と復唱しました。そしてここで私は，一呼吸おいて「チャンネル合わせ」をします。珠江さんは「ちょっと用事がある」というふうに言っていたので，「少し待っていれば大丈夫かな？」とか，「お食事は一緒に行きたいなあ」とかいろいろ考えて，「じゃあ，折り合える形で提案してみよう」と考えて「折り合う場合」のステップを使おうと思ったわけです。そこで提案をしました。さあ，どんな提案をしていたでしょう。
コヤマ：「終わったら電話を1本もらえますか」と提案していました。
リーダー：その通りです。大変よく聞いていてくださいましたね。私の提案は，「用事がすんだら電話を1本欲しい」というものでした。そうすれば，少し待ってその後一緒に行けるかなと考えて私は提案をしました。提案の方法は他にもいろいろあるかもしれません。たとえば，どんな提案があるでしょうか？
コリーダー：「自分は待っているから，声をかけてもらっていいかな」とか。
リーダー：そうですね。他にも，「じゃあ，終わりそうな頃にもういっぺん来るよ」とか，提案はいろいろと考えられますね。これはとても大事なこ

とです。選択肢が1つしかないとなると，それがダメになると打つ手がなくなってしまいます。いくつか提案を考えることができれば，たとえ最初の提案が受け入れてもらえなくても，他の提案もできて，対処がうまくいく可能性が広がります。それに，提案をいろいろ考えること自体がブレインストーミングになりますから，問題解決能力を高めるトレーニングの1つになるでしょう。そういう意味でも非常に大切な部分です。

では，もう1つ，「同意せずに保留にする場合」のモデルもお見せしますので，私のやり方をよく見て，聞いていてください。では，始めます。

■リーダーによる全体へのモデリング：「同意せずに保留にする」場合

> リーダー（主役）：ねえねえ，珠江さん。私，ラーメンだととんこつが好きなんだけど，珠江さんはどう？
> コリーダー（相手役）：うーん，私はラーメンといえば，やっぱりしょうゆだな。
> リーダー：そうなんだ，珠江さんはしょうゆが好きなんだ……。まあ，好みはいろいろだからね。
> コリーダー：そうだよね。
> リーダー：じゃあ，また。

リーダー：はい，ここまでです。では，一緒にステップの使い方について確認しましょう。私は，自分は何が好きだと言っていたでしょうか。
セキグチ：とんこつ。
リーダー：そうです。「私はとんこつが好き」と私の意見を手短に言いました。そして珠江さんの意見に対して私は，「そうか」と遮らずに耳を傾けました。珠江さんが「しょうゆが好き」と言ったので，「そうか。珠江さんはしょうゆが好きなんだ」と，復唱して彼女の意見を受けとめました。ここで私は一呼吸置いて，チャンネル合わせをします。「さて，意見が

違ったけれどどうしよう？」と考えます。この場合の考え方として大事なことは，「好きなラーメンの味という話題で会話をしている」ということです。「会話をしたい」ということが重要なわけで，意見が違ったからといって重大な結果になるわけではありません。ですから，無理に折り合って「じゃあ，間をとって塩でどう？」などとする必要はありませんから，同意せずに保留にしようと判断します。そこで「好みはいろいろだよね」と伝えて，「じゃあ，また」と会話自体を終えました。もちろん，おいしいラーメン屋さんといった話題で会話を続ける方法もありますが，今日のモデルとしてはこのようにしました。

5．各自の練習：1人目（コヤマさん）

リーダー：こんな感じで，モデルと同じ場面で練習してももちろんかまわないのですが，今日はこのスキルを練習する2回目のセッションですし，せっかくなので，皆さんの実際の生活でどんなときにこのスキルが使えるとよさそうか検討しながら，各自の練習をしていこうと思います。相手と意見が違うとか，考えが一致しないようなことって，普段の生活でよく起こりますよね。コヤマさんの場合，たとえばどんな人との間で意見や考えが違うということがありますか。あるいはこれから先，起きてきそうな場面などありますか。

コヤマ：やはり，職場の上司との間でですね。

リーダー：なるほど。あなたご自身の個人目標は，職場の上司に上手に相談したり，自分の勤務条件のことなどをきちんと要求したりできるように，ということでしたね。そうしますと，このスキルを練習することはあなたの目標に役立ちそうでしょうか。

コヤマ：とても役に立ちそうです。

リーダー：では，ぜひ練習してみられるといいですね。少しやってみましょう。ちょっと前へどうぞ。職場の上司との間で，こういったスキルが役

立ちそうだ，ということでしたね。どんなときに意見や考えが違う，といったことが起こるのでしょうか。

コヤマ：仕事の相談をしたいときにそう言うと，「それは君の仕事なんだから，自分で考えたらいいだろう」と言われる，というようなことがちょこちょこあります。

リーダー：上司の意見を求めてそれを伝えたけれども，なかなか自分が思っていたように反応をしてもらえなかった，というようなときですね。わかりました。そういうときにこのスキルを使えると役立ちそうですね。まず，ちょっと試しにやってみましょうか。コリーダーの珠江さんが上司役です。まず，コヤマさんのやり方で，ステップ③までで結構ですから伝えてみてください。その後の対処は，一緒に考えたり，みんなからアイデアをもらうこともできますから，一度ここまでやってみましょう。皆さんも，コヤマさんのやり方をよく見て，聞いていてください。まずはステップの3つめまでいってみましょう。では，どうぞ。

1）コヤマさんのドライラン

> コヤマ（主役）：すみません。ちょっと自分が担当している仕事で，困っていることがあるので，相談に乗ってほしいんですが。
> コリーダー（相手役）：それは君の仕事なんだから，君が1人で考えたらいいだろう？
> コヤマ：……僕が1人で考えた方がいいんですかね……。

2）正のフィードバック

リーダー：はい，そこまでです。いいですね。なかなかつらい状況だけど，まずは相手の意見を受けとめるということがしっかりできていたと思います。相手役の珠江さん，どうでしたか？

コリーダー：そうですね。結構冷たく言い放ったんですけど，「僕が1人で考

えた方がいいんですかね」と復唱されたので，もしこの後やりとりが続くとしたら，相手側としても聞く姿勢ができるのではないでしょうか。

リーダー：まず，ここまでの部分，ステップ③までをクリアすること，これはとても大事ですよね。セキグチさん，コヤマさんは最初に自分の意見をきちんと相手に伝えていたでしょうか。

セキグチ：そうですね。とても手短に伝えていました。

リーダー：そう，「仕事の相談に乗ってほしい」ということをきちんと伝えられていましたね。キムラさん，コヤマさんの声の調子はどうでしたか？

キムラ：落ち着いた声の調子でした。

リーダー：その通り，落ち着いた声の調子で，しかしはっきりと伝えていました。とてもいいと思います。

3）修正のフィードバック：新たなステップへの挑戦

リーダー：さて，ここで皆さんにも考えていただきたいし，コヤマさんも一緒に考えてほしいんです。ここで，一呼吸置いて，さあ，あなたはこの場面への対処として，「折り合う」あるいは「同意せずに保留する」，どちらのステップを選びますか？　どちらを選ぶのがあなたの目標に対して，そして今起きている問題に対して役に立つでしょうか。

コヤマ：今までは，提案というか，どちらかというと，「じゃあ，自分でやってみます」とか，「じゃあ，自分で考えてからもう一度相談します」と言って終わりにしていたんですけれども，そうすることでかえってストレスがたまってしまっていたということがあるので……。自分の目標に照らし合わせて考えると，もっと別の提案をしなければいけないかなと。

リーダー：なるほど。今までのやり方は「そうですか。自分で考えろということですね。じゃあ，考えてみます」と，相手の言ったことをそのまま受け止める，という方法だったわけですね。それもとても大事なことですが，そのやり方では，コヤマさんにとってストレスがたまっていくし，

解決になりにくい，ということですね。なかなか難しい場面だとは思いますが，皆さんだったらどんな提案をしますか？ 新しいやり方を考えてみましょう。いろいろな選択肢を考えるということはストレスコントロールにとても大事なことですね。どうでしょう。他の提案を考えた方は教えてください。

キムラ：いったんは，「じゃあ，自分で考えてみますけれども，その後またご相談させてください」というふうに伝えてみる。

リーダー：もう一度相談させてほしい，という提案ですね。「じゃあ，自分で考えてみます」と言って引っ込んでしまうだけではなくて，もう一度それを踏まえて相談に乗ってもらえないかと提案していく，その後につなげていくような提案ですね。なるほど，それもすごくいいと思います。あとはどうでしょう。

コリーダー：「ご意見だけでもいただきたいんですけれども」というのはどうでしょう？ 「相談に乗ってほしい」ではなくて。「ご意見だけいただけませんか。参考にしたいので」みたいな。

リーダー：「ご意見だけでもいただけませんか」と。コヤマさんは，今ご自分ではアイデアが浮かんできますか。あるいはこの案がいいなと思うものはありますか。

コヤマ：今のところは，「ご意見だけでもいただけませんか」という提案が一番いいかなと思います。自分では，他の案は今のところ浮かばないです。

リーダー：わかりました。それでは，珠江さんのアイデアを取り入れて，言ってみられそうかな。もし，意見をもらえたとしたら，あなたはどんな気持ちになりますか。

コヤマ：少しホッとする。

リーダー：なるほど，「意見だけでももらえるとホッとする」というふうに，気持ちも加えて伝えられるとなおいいでしょうね。そういった形で，相手と意見が食い違ったとしても，あきらめずに再度提案する，そこでも

う一押しだけ主張する，それができるとあなたの目標の達成により近づけると思うので，今日はそのやり方でちょっとやってみましょうか。

4）リーダーによる補足モデリング

リーダー：では，すぐやってみられそうですか。モデルがあった方がいいですか。

コヤマ：モデルがあった方がうれしいです。

リーダー：わかりました。では，私がコヤマさんの役をやってみますので，よく見ていてください。皆さんも一緒に見ていてくださいね。「ご意見だけでももらえると」というふうに，もう一度自己主張するところ，そこをポイントによく見ていてください。では，始めます。

> リーダー（主役）：失礼します。ちょっと自分の担当の仕事のことでご相談したいんですけれども。
> コリーダー（相手役）：でも，それは君の担当だから，君が1人でやったらいいじゃないか。
> リーダー：そうですか。私の担当だから，ということですね。ですが，少しご意見だけでもいただけるととても安心なんですが……。

5）追加のロールプレイ

リーダー：ここまでです。コヤマさん，こんな感じで少しやってみられそうですか。

コヤマ：やってみられそうです。

リーダー：では，早速練習してみましょう。皆さん，特に後半の提案部分をよく観察していてくださいね。では，いきましょう。

> コヤマ：僕の担当している仕事のことで，ちょっと相談させていただきたいんですけど。
> コリーダー（相手役）：君の担当なんだから，君が1人で考えた方がいいんじゃないかな。
> コヤマ：1人で考えた方がいい，ということなんですね。……でも，ご意見だけでもちょっともらえるとホッとするんですが。

6）正のフィードバック

リーダー：オーケー。頑張りましたね。最後にしっかりと提案ができました。「ご意見だけでももらえるとホッとする」としっかり伝えられていました。キムラさん，こういうふうに伝えられると，どんな点がいいですか。

キムラ：ご自身のストレスもだいぶ減ってくるのではないかと思います。

リーダー：そうですね。コヤマさん，今実際に練習してみてどうでしたか。

コヤマ：やるまでは結構怖かったんですけど。

リーダー：そうですね。ドキドキしますよね。

コヤマ：上司の意見にちょっとはむかう感じがするのかなと思っていたんですけど，実際に言ってみると，場の空気としてはそうでもないんだ，という手ごたえがありました。

リーダー：言ってみるまでは怖かったり不安だったりするけれど，実際に言ってみることでちょっと認識も変わるという感じですかね。

コヤマ：はい，変わりました。

リーダー：頭の中で考えているだけだと，どんどん不安がふくらんでしまいますのでね。実際に行動を起こすというのは，1つの大事な方法かもしれません。では，相手役の珠江さんの意見も聞いてみましょうね。今，コヤマさんは，新しいやり方で自己主張をしてみましたけれど，どうでしたか。

コリーダー：提案部分で，コヤマさんの気持ちも伝えてくれたのがすごくよ

かったと思います。
リーダー：そうですね。提案の仕方が非常によかったということだと思います。こんなふうに前向きに，自分の気持ちも伝えながら自己主張していくことができれば，少しハードルが高いと感じている人にも意見を言いやすくなるでしょうし，提案もしていける。それに，実際に新しいやり方でやってみると，予想していたのと違って，よりよい実感を得られることも起きてくるかもしれません。

7）宿題設定

リーダー：コヤマさん，今日練習したような場面は，これから実際に起こりそうですか。
コヤマ：たびたび起こると思います。
リーダー：それではぜひ，今日の練習を実際の生活の中で役立ててください。今日練習した場面以外にも，もし誰かと意見が一致しないというような場面に遭遇したら，今日の練習の手順を思い出して，その時々で応用してスキルを使ってみて，どんなふうだったかまた教えてください。場合によっては「同意はせずに保留する」が適切なこともあるかもしれない，というのも頭のかたすみに置いておくとよいでしょう。大変結構でした。こんな感じで，このスキルはさまざまに応用していけそうですね。提案だけでもいろいろなやり方があると思います。皆さんも，コヤマさんの練習の提案部分についていろいろとご意見出してくださって，大変よかったと思います。

6．各自の練習：2人目（セキグチさん）

リーダー：セキグチさんは面接のときに，やはりお仕事の中で誰かと意見や考えが違うといった場面がよくあるとおっしゃっていましたけれども，どうでしょうか。

セキグチ：はい。たとえば広報の仕事で，カラーのコピー用紙を使うことになって，「あなたが選びなさい」と言われて選んだら，「その色だと目立たない」と言われたりして。

リーダー：では，その場面を使って練習してみましょうか。このスキルで応じることが適切な場面だと思います。先ほどのコヤマさんと同じように，まずステップ③までやってみて，その先どうするかというのを検討してみましょう。セキグチさんは，そういう業務上のやりとりなどで，誰かと意見が合わないとか，自分が提案したものに相手が「うん」と言わないとか，そういうことってよく起こりそうですか。

セキグチ：そうですね。よくあります。

リーダー：では，今の場面を１つの素材として練習してみましょう。セキグチさんはこちらに来ていただいて，珠江さんにまた相手役をお願いしましょう。そうすると，そういう場合の相手は誰になるのかな。

セキグチ：そういう物品を買う担当の人。

リーダー：物品担当者で，セキグチさんはそれを一緒に選ばなければならない，そこで自分の意見を言ったけれども，相手の人は「それだと目立たない」と言う，といった形で意見が合わない，という場面ですね。セキグチさん，これからまず，ステップ③までやってもらいますが，ステップ③までで難しそうだなと思うところはありますか。大丈夫ですか。

セキグチ：ステップ③の「相手の意見を復唱する」がちょっと難しそう。

リーダー：そうですか。相手の意見を遮らずにきちんと聞いて復唱するというのは，自分の意見をグッと我慢するような感じも必要かもしれませんけれど，まずはやってみましょうか。では，始めてください。

1）セキグチさんのドライラン

セキグチ：すみません。今度使う用紙なんですけど，この２色にしました。
コリーダー（相手役）：うーん，いいけど，なんかこの色，少し目立たなくない

かな。
セキグチ：んー，……目立たないですか。

2）正のフィードバック

リーダー：オーケー，頑張りましたね。セキグチさんは，自分の意見をしっかり伝えるのはすごく得意なんですよね。だから，自分の意見を先に言っていくというのが彼女のいつものやり方なのですが，今日は新しいやり方にチャレンジしました。キムラさん，セキグチさんは相手からの返事に対して「うーん」と考えて，そして何と言いましたか。

キムラ：「目立たないですか」と言っていました。

リーダー：そうです。自分の意見を先に言うのではなく，まずは相手の意見を遮らずに，復唱していました。とてもよいと思います。セキグチさん，今やってみたところまでで，お気持ちはどうですか。

セキグチ：相手の言ったことを復唱することで，その後私の意見も聞いてくれるような表情をしていたような気がしました。

リーダー：なるほど。自分がきちんと相手の意見を聞いて復唱することで，相手の反応も変わってくるように感じたのですね。そうすると，その後やりとりが続いたとして，相手の意見も引き出せたり，相手の方にもセキグチさんの意見を聞こうという構えができるかもしれませんね。

3）修正のフィードバック：新たなステップへの挑戦

リーダー：セキグチさんはここまでとてもよく頑張って，相手の意見をしっかりと復唱するところまでできました。これだけでもいいぐらいなんだけど，セキグチさんとしては，ここでチャンネル合わせしてみると，この後どうするのがよさそうでしょうか。

セキグチ：これは，その場で全部決めなくても，保留でも大丈夫だと思う。

リーダー：なるほど，すぐに決めなくてもいいような場合は保留でも大丈夫

なんですね。そうすると，ちょっと保留にしておく方法，つまり，相手と意見が違ってもそれを受けとめつつ，その場ですぐに対立を処理しようとするのではなくて，結論を先延ばしにする，もう少し考えてみる，という方法を練習してみましょうか。すぐやれそうですか。
セキグチ：モデルを見てみたいです。

4）リーダーによる補足モデリング
リーダー：わかりました。では，私の方でモデルをやってみますので，それでよさそうだったら取り入れてやってみてください。では，こちら側でよく見ていてくださいね。私がセキグチさんの役です。皆さんも一緒に見ていてください。見えやすいところに移動してくださってもかまいませんよ。ポイントは，相手の意見を遮らず，受けとめながら保留にしていく，ということです。では，私の方に注目していてください。始めます。

> **リーダー**：すみません。今度使う用紙なんですが，この色とこの色にしたいと思っているんですけど。
> **コリーダー（相手役）**：いいけど，何か目立たないような気もするけどね。
> **リーダー**：そうですか，目立たないですか。……うーん，まあ，そうかもしれませんけどね……。じゃあ，もうちょっと考えてみます。

5）追加のロールプレイ
リーダー：こんなところでどうでしょう。結構グッと我慢してやってみました。では，セキグチさん，すぐに練習してみましょう。ポイントは，まずきちんと相手の意見は受けとめながらも，その場ですぐに意見の対立を処理しようとしなくても大丈夫な場合は保留にしていく，ということです。新しいやり方だと思いますが，ちょっと取り組んでみてください。

皆さんも一緒に見ていてくださいね。では，始めてください。

> セキグチ：すみません。今度使う用紙なんですけど，この色とこの色にしようと思うんですけど。
> コリーダー（相手役）：いいけどね。何か私としては目立たないような気もするけどね。
> セキグチ：うーん，……目立たないですか。……確かにちょっと目立たないかもしれないですよね。……じゃあ，もう1回考えてみます。

6）正のフィードバック

リーダー：はい，結構でした。チャンネル合わせをしっかりしている様子が伝わってきましたし，しっかりと最後までステップを使っていました。コヤマさん，大きくうなずいてくれていますが，よかったところを教えてください。

コヤマ：「目立たないですか」というところの復唱がきちんとできていたのがよかったと思いました。

リーダー：特に，後半部分はどうだったでしょうか。

コヤマ：後半も，「じゃあ，もう1回考えてみます」と，保留にできていたと思います。

リーダー：そうですね。キムラさんは，見ていていかがでしたか。

キムラ：私も同じで，やはり相手の考えを復唱することによってきちんと確認をしていたので，そうすることでご自分も気持ちがおさめられるみたいなところがよかったなと思います。

リーダー：きちんと相手の言ったことを復唱して，ちょっと一呼吸おくと，自分の方もパッと反応しすぎずに，落ち着いて相手の意見を受けとめる構えができてきますね。そしてその後きちんと対応できやすくなりますね。セキグチさんは，今日新しいやり方に取り組んでみてどうですか。

セキグチ：「一呼吸おく」というのが，すごく気持ちが落ち着くので，考えるゆとりが出ます。今までは，多分考える前に口が出ていたので，「一呼吸おく」というのがすごくいいと思いました。
リーダー：うまくやれる手ごたえをつかんだ，ということですね。

7）宿題設定

リーダー：セキグチさんの普段の生活の中で，今のようなやりとりは結構たくさんあるんですよね。そういう中でこのスキルは役に立ちそうでしょうか。最終的には，何かを決定したり，こちらからはっきりと提案したりといったことも必要でしょうけれども，すぐに結論を出さなくてもいい場合は，今日練習したようなスキルの使い方が役に立ちそうですか。
セキグチ：はい。
リーダー；では，ぜひお仕事の場面などでこのスキルを使ってみてください。他にも誰かと意見が違う，考えが一致しないというときには，ぜひ，「一呼吸おいてチャンネル合わせをして，その後の対応を考えていく」という点に気をつけてやってみてください。では，報告を楽しみにしています。お疲れさまでした。

＊　＊　＊

デモンストレーションはここまでです。ご協力いただいた3名の方は，大変お疲れさまでした。ここまででご意見やご質問などありますか？　よろしいでしょうか。

では，先ほどの2グループにもう一度戻っていただいて，各グループで作成したカリキュラム・メニューの中から1つのスキルを取り上げて，セッションを組み立てる演習に入っていきたいと思います。「セッションの組み立て演習用ワークシート」（表15）を参考にしてください。

表15 セッションの組み立て演習用ワークシート

　Session 9 で作成したカリキュラム・メニューの中から１つのスキルを選択し、はじめてそのスキルを学習する回を想定してセッションを組み立ててみましょう。セッションに必要な「カリキュラム用技能シート」をもとにセッション全体を自分たちの言葉で作り上げてみてください。昨日のレクチャーのときの実践ワークの結果も参考になるでしょう。

　さあ，どのスキルを選択しますか？　そのスキルを学習することの意義をグループ全体の目標や各メンバーの目標に関連させてどのように解説しますか？　そのスキルのステップをしっかりと理解してもらうにはどのように説明し，どんなふうにメンバーと話し合いを進めますか？　全体へのモデルのシナリオはどのように組み立て，どう呈示しますか？　各メンバーのロールプレイや宿題はどのように設定しますか？　グループで協力して完成させてみましょう。レッツ，チャレンジ！

◆今回学習するスキル：

◆スキルの意義解説：

◆スキルのステップ（説明と話し合い）：

◆全体へのモデル用シナリオ：

◆各自の練習（ロールプレイ・宿題）の設定の仕方：

◆このセッションでのリーダーの目標：

――グループごとに，セッション組み立てのディスカッション――

　――グループごとに，セッションのデモンストレーション――

7．まとめと解説

1）まず，何を考えるべきか

　アセスメントのための面接をした時点で最初に考えなくてはならないことは，そのグループにとって，どのスタイルのSSTが適切かということです。つまり，グループのアセスメントがまずなされるべきなのです。

　1日目のレクチャーでもお話ししたように，ステップ・バイ・ステップ方式とリバーマンの方法との間に違いがあるとすれば，それは「グループ全体の目標が抽出できるかどうか」という点です。もし，メンバーの目標に共通するところが少なく，非常に個別化されたものである場合は，最初から各メンバーが個別の「カリキュラム・メニュー」を持って集まったグループと考えて，リバーマンの方式で実施するのが適していることになります。一方，メンバーの個別目標から，最大公約数的にグループ全体で必要とする技能群や目標が抽出される場合であれば，ベラックの方式で実施するメリットが大きいと言えます。

2）セッションの行き詰りを防ぐために

　繰り返して申し上げますが，事前にカリキュラム・メニューや指導計画を準備し，ある程度の予測を立ててセッションに臨むことがリーダーにとってはとても重要です。

　もちろん，その場で出てきたことや緊急の課題も柔軟に扱わなくてはなりませんが，何の準備もせず，「手ぶらで」セッションに臨むというのは，リーダーにとっても，メンバーにとっても非常にストレスフルなことです。何

の見通しも持っていないリーダーから「今日，何か練習したいことはありますか？」と尋ねられれば，メンバーは拠って立つところがなく，心もとない気分になるでしょうし，セッション自体を負担に感じてしまうかもしれません。リーダーはリーダーで，練習する内容はメンバー任せなわけですから，何が起こるか予想ができず，不安と緊張でいっぱいになったり，自信を持てないままセッションを進行しなくてはならず，リーダーをすることに負担を感じるようになるでしょう。挙句の果てには，セッションがうまくいかない理由を「メンバーが練習したいことを言ってくれないからだ」「ロールプレイをやりたがらないメンバーが多すぎて，セッションがちっとも進まない」などと，メンバーに責任転嫁をしてしまう，などということも起こりかねません。これは大変危険なことで，こうなってくるとセッションは完全に行き詰ってしまいます。

　こういった悪循環を防ぐためには事前準備がきわめて重要ですし，その治療者側の努力は，メンバーたちも非常に敏感に感じてくれます。それによって，彼らの動機付けも高まりますし，「このリーダーについていこう」というような気持ちを少なからず持ってくれるように感じています。これこそリバーマンが，「リーダーは，カリスマ的にさえなったりすることを恐れてはいけません」と言っているところで，それぐらいのしっかりとした前向きなリーダーシップを治療者が持つことで，グループが生き生きしていくのでしょう。

　私は，セッションの進行がうまくいかない，メンバーがロールプレイや宿題をやらない，練習したい場面が出てこない，といった問題は，決してメンバーのせいで起こるのではないと思っています。むしろ，治療者側の責任がほとんどを占めていると考えてよいのではないでしょうか。このような視点を常に持っていることも，非常に重要なことではないかと考えています。

3）指導計画作成のポイント

　私は，セッションのタイムスケジュール，モデルのシナリオやスキルの意

義解説のポイントなど全体の流れに関すること，各メンバーのその日の練習や宿題として取り上げる可能性のある内容，その留意点などをざっと書き出して毎回，指導計画を作成しています。もちろん，予定したものすべてをセッションの中でやるわけではありませんが，可能性を予測して用意していくことで，リーダー側もセッションをやりやすくなります。そうやって手順や技法を何度も積み重ねて実践することで，リーダーの技法そのものも，徐々に般化されていくのです。

4）新しいカリキュラムの開発について

今回のワークショップで作成したカリキュラム・メニューには，かなり高度なスキルが含まれています。しかも，いくつかのスキルが組み合わされていたり，既存のものではない新しいカリキュラムが作成されたりもしています。実際の患者さんの場合ですと，このようなスキルを1回か2回のセッションでこなすのは，難しい場合も多いかと思います。ですから，カリキュラム・メニューの組み立ては，当然のことながら対象となる方の目標や能力を考慮して，シンプルにしたり複雑にしたり，臨機応変にやっていくことになります。

また，あるスキルについて指導したいと考えているけれども，それに対応する既存の「カリキュラム用技能シート」がないといった場合には，新しいカリキュラムを開発することになります。そこで必要になるのが行動分析です。

たとえば，「会話を始めて続けて終える」スキルというカリキュラムを新たに作成する場合には，まず，自分は普段どんなふうに行動しているかを一生懸命ふりかえってみます。すると「会話をする」という大きな行動のまとまりが，細かな要素に分かれていることに気づきます。それを組み立てていくことで，いくつかのステップが作り上げられていきます。そして，そのセッションのメンバーに必要で役立つであろうと思われるロールプレイ場面がいくつか想定されてきますので，それをモデルのロールプレイとします。

皆さんも必要な場合には，新しいカリキュラムの開発にもチャレンジされるとよいと思います。メンバーに必要で，実際的なものができあがれば，よりよいセッションが展開することでしょう。そのためには，普段から自分の行動観察，自己モニタリングをして，行動分析に生かせるようにしておくというのも，リーダーにとって役に立つ作業ではないでしょうか。

8．質疑応答

2日間にわたるワークショップもいよいよ終盤ですので，全体を通してでも，細かいことでも，ご質問がありましたらどうぞ。

> 受講生1：1日目のレクチャーでグループダイナミクスの話が出たと思うんですが，ベラック方式の場合とリバーマン方式の場合とで，それぞれのグループダイナミクスの違いとか，リーダーとしてどのようにそれを利用するのかなど，もしあれば教えてください。

グループダイナミクスの違いというよりは，リバーマンたちのグループは，社会的にかなり機能水準の高い人から，まだまだ病状に左右されがちでほとんど何もしゃべらないような人まで，能力的にも生活背景にも，非常に幅があるという印象です。ですから，当然各自の目標にも幅があって，個人個人の「カリキュラム・メニュー」を持って参加するという構造になっています。そういった構造だからこそ起こってくるグループ力動というものがあるわけで，それを利用するのがリバーマンのやり方だろうと思います。また，リバーマンたちのスタイルで特徴的なのは，誰か1人の練習の際に，メンバー全員を巻き込んだダイナミックなロールプレイを展開するところですね。

ベラックの場合は，共通のスキルを素材として扱っているからこそ，欠損したスキルを個別にトレーニングすることにかなり特化しているわけです。ですから，グループ全体を動かして練習を組み立てるというよりは，練習中

のメンバーとリーダーとの間で，個別の練習にフォーカスしていくことになります。こんなお答えでよろしいでしょうか。

> **講師2**：ステップ・バイ・ステップ方式ですと，各メンバーが個別化された練習をしていても，学習の中心になるスキルが共通であるということが，グループの動きに大きく影響を与えているように感じます。練習しているメンバーを他のメンバーがとてもよく見ていますよね。

この点はステップ・バイ・ステップ方式の大きなメリットと言えます。観察学習の効果ということですね。

リバーマンのスタイルですと，基本的には各自がそれぞれ違うスキルに取り組んでいますので，練習している当人以外のメンバーにとっては，自分の目標と直接関連するものでない場合が多いので，他の人の練習に対する観察の注意や集中が低下する可能性もあるわけです。そういったことを避けるために，グループ全体を巻き込んだ大掛かりなロールプレイを組み立てるのかもしれませんね。

一方，ステップ・バイ・ステップ方式ですと，個々の目標や練習場面は違うとしても，セッションで扱うスキルはグループ全体に共通のもので，学習の手順も同じステップを用いるわけですから，他のメンバーの練習を観察するメリットは非常に大きくなります。そういう意味でのグループの動きの違いはあるかと思います。

> **受講生2**：カリキュラム・メニューの中に問題解決スキルを入れる場合がありますよね。たとえば，グループ全体の目標に「ストレス・マネージ」といったことが出ている場合には，問題解決のセッションを，目標に沿った「ストレスを避ける」といった内容にするのか，それともメンバーの中から出てきた個別のものにするのか，どのように進めていったらいいのでしょうか？

問題解決のスキルをセッションでどのように扱うか，ということですね。私は，このスキルだけで10回積み重ねてもいいくらいだと思っています。

なぜかというと，出された問題をその場で解決してめでたしめでたし，ということではなくて，スキルとして「問題解決」のステップを学習することが目標になるからです。それは，グループ全体の目標であるストレス・マネージにも役立ちますし，参加者の個人目標にも役立つものです。

　問題解決だけにかなりの回数を使えるのであれば，私なら，前半はグループの目標や学習進度に合わせた例題を使ったセッションを実施して，しっかりとステップを学習してもらってから，後半では参加者の個別の問題を素材として進めていくだろうと思います。でも，これは実際にはほとんど不可能で，1回あるいは数回のセッションしかとれない場合が多いです。そういう場合は，グループの目標に合っていて，参加者全員にとって普遍的にイメージできそうな例題のみで実施します（表16）。そして，「自分の生活の中で，困った，さてどうしよう？　と思う場面に遭遇したら，今日学習した問題解決スキルを使って，その問題を解決するプランを立て，可能なら実行してみましょう」という宿題を設定します。その際，問題解決の手順が書いてあって，解決案をブレインストーミングして，それぞれの解決案のメリットとデメリットを記入できるようになっている宿題用シートを渡しています（表16）。メンバーは，セッションでは例題を使って問題解決の手順を学習し，自分の問題には宿題を実行する中で取り組むことになります。

　なぜ例題を用いるかと言うと，セッションの最初の段階から誰かの個別の問題を扱おうとすると，問題解決の手順を学習するよりも，その場で自分の問題を解決することへフォーカスがずれてしまうことが多いためです。

　問題解決のスキルはステップも多いので，それを学習するのは大変ですが，誰にとっても非常に役立つスキルですから，セッションの中でどこにフォーカスしてどのように進めるのか，治療者側がぶれずにやっていくことが大切です。

表 16　SST グループで「問題解決」を扱った場合の技能シート＆宿題例

スキル：「問題解決」

だれでも日々の生活の中で，いろいろな問題にぶつかることがあるでしょう。その問題は大きいことからちょっとしたことまでさまざまですし，問題が起きる状況も人によっていろいろです。しかしどんな場面でも，どんな問題であっても，問題に対して手順を踏んで処理することは，世の中でうまくやっていくために，また自分自身のストレスを軽くするためにも大切なスキルです。ぜひ次のステップを覚えて活用できるようになるとよいでしょう。

ステップ
　① 何が問題かはっきりさせ，解決イメージを考える。
　② 思いつく限りの解決案をあげてみる：＊ブレインストーミング法
　③ それぞれの解決案の長所と短所をあげる
　④ 最善と考えられる解決案を1つ，または組み合わせて選ぶ
　⑤ どのように実行するか計画を立てる
　⑥ 後日，その計画が実行できたか確認する

◆例題：あなたは，デイケアのプログラムで来週外出することになりました。その外出先はあなたが希望して提案したもので，あなたとしてはとても楽しみにしていましたし，当日出発のときの会計係も担当していました。しかしちょうど外来診察の日と重なっていることがわかりました。さあ，あなたはどうしますか？

◆ここでの問題は？：

◆解決イメージは？（解決した後どうなっていたらよいでしょうか？）：

【解決案】	【長所】	【短所】

◆ あなたならどの解決案を選びますか？：

表16 （つづき）

◆ホームワークシート◆

皆さんの生活場面で，今日学んだ「問題解決のスキル」を実際に使ってみましょう。そして試した結果をメモしておいてください。スキルは実際にたくさん使えば使うほど自分のものになっていきます。ぜひチャレンジしてみてください！

！レッツ・チャレンジ！：自分の生活の中で「さあ，困った！　どうしよう？」ということが起きたら，スキルのステップを使って問題解決の方法を考えてみましょう。また，もし可能だったらその方法を実際に試してみましょう。

スキルを使った日：　　月　　　日
① 何が問題か？：＿＿＿＿＿＿＿＿＿＿＿＿＿＿＿＿＿＿＿＿＿＿＿
　＊解決イメージは？　＿＿＿＿＿＿＿＿＿＿＿＿＿＿＿＿＿＿
② ブレインストーミング法で解決案を出してみよう！
③ それぞれの解決案の長所と短所をあげてみよう！
　＊②③を下の表に書き込んでみましょう

【解決案】	【長所】	【短所】

④ どの解決案を使うか決めよう：＿＿＿＿＿＿＿＿＿＿＿＿＿＿＿＿
⑤ その方法をいつ実行しますか？：＿＿＿＿＿＿＿＿＿＿＿＿＿＿
⑥ 実行できたらスタッフといっしょに確認しましょう：
　　　　　　　　　　スタッフのサイン→（　　　　　　　　）
宿題のてごたえは？（○で囲んでください）
　　｛とてもよくできた　　かなりよくできた　　まあまあ
　　　あまりよくできなかった　　まったくできなかった｝

クロージング・セッション

　ワークショップのレクチャーと演習は，これですべて終了です。ここからはクロージングに入っていきます。それでは一言ずつ，この2日間の感想をいただけたらと思います。

　受講生1：ベラックの方式に対するイメージが変わりました。同じことを何回も繰り返してやるだけなのかと思っていましたが，やはりアセスメントが大切で，アセスメントの結果に対して何が必要かを考えることがとても重要だということがわかりました。

ぜひこれからも実践されて，その結果を教えていただけるとうれしいです。大変お疲れさまでした。

　受講生2：いろいろ新たに気づいたところがありまして，明日から早速やっていきたいと今，思っています。

やってみて何かあれば，また教えてください。お疲れさまでした。

　受講生3：皆さんの中に入って，一緒に勉強できてよかったなと思います。今日やったセッションの組み立てというところがすごく難しくて，勉強が必要だなと痛感しました。

ぜひご自分の臨床現場で，今日学んだことを生かしていかれるといいですね。大変お疲れさまでした。

受講生4：とても役に立ちました。いつも私たちがつまずいてしまうようなところを解説していただけて，すばらしいと思いました。これまでは自分だけの考えでセッションをやることが多かったのですが，グループで演習などをやるといろいろな考えが出てくるので，とてもよい体験になりました。これからはいろいろな視点で考えながらやっていこうかなと思います。

そう言っていただけると大変うれしいです。実際の臨床現場でいろいろとやっていかれるといいですね。お疲れさまでした。

受講生5：リバーマンのやり方でつまずいているというのは，やはり私たち自身の責任がいっぱいあったということに気づかされました。社会生活状況面接やカリキュラム・メニュー作成などは，労力や時間がかかるので，やっていけるだろうかという心配がずっとあったんですけれども，やっていけそうな気がしました。ぜひこれから取り組んでいきたいと思います。

それはよかったですね。私たちはやはり治療者ですから，セッション前の準備にもぜひ積極的に取り組んでいただけるといいなと思います。一緒に頑張りましょう。

受講生6：すぐ現場で取り入れるのは難しいなと感じました。この10時間の研修の内容を自分の中で消化するために，もう少し勉強と練習を重ねてから，現場にプレゼンテーションしていきたいと思っています。

ぜひ，現場で実践できるようになることをお祈りしています。お疲れさまでした。

受講生7：今までいかにいい加減にやっていたかということを反省するような時間でもあったんですけど，理論的な部分が整理されて腑に落ちたので，今後SSTをどういうふうに使っていったらいいのかということも理解できたような気がします。

そういうふうに言っていただけるとうれしいです。ぜひ頑張ってください。

お疲れさまでした。

　　受講生8：今まで本を読んでもピンとこなかったところが，自分で練習してみてようやく腑に落ちたというか，納得して使えそうな感じがしてきました。これから職場に帰って職場の人たちに伝えて，せひ実際に使ってみたいと思います。

他の皆さんもぜひ，学んだことの全部ではなくても，エッセンスだけでも職場で伝達するということをしていただけると，とてもうれしいです。長い時間大変お疲れさまでした。

　　受講生9：私は，患者さんの課題の抽出や，どういうところに注意してSSTを組み立てていったらいいかを勉強したいと思って参加したんですが，とてもよくわかりました。準備の大変さと重要性もよくわかりました。どういうふうに現場で使っていくかがこれから課題になっていくと思いますが，あまり無理をしても長続きしないので，続けていけるように考えていきたいと思います。

今回のワークショップでは，ご自身としていろいろ体験していただきましたが，それをもとに，実際の患者さんに援用していけそうだという手ごたえはありますか？

　　受講生9：はい。事前の面接も漠然と行うのではなくて，ああいったツールを使って，どういうふうに個別の課題を考えていくかという方法が少しわかったような気がしました。

それは大事なことなので，ぜひ実際におやりになるといいと思います。お疲れさまでした。

　　受講生10：ずっとぼんやりしていたものが，はっきり言語化されて整理されたので，もやもやが取れてすっきりしました。今まで，SSTグループを2つに振り分ける場合にも，ベラックの方式なのか，リバーマンの方式なのか，何と

なく感覚でやっているようなところがあったのですが，明日からは自信を持って振り分けられる感じがしたので，早速職場に帰って伝達して，共有しながら活用していけたらと思います。

いいですね。感覚的に感じていることを言葉にして説明できるのは大事なことですし，他のスタッフに伝えていくことにも役立ちます。なによりメンバーに，「なぜこれをやるのか」「あなたにとってなぜ役立つのか」といったことを，治療者の責任として明確に提示できることが一番大事ですね。ぜひ実践を重ねていかれるといいと思います。お疲れさまでした。

受講生11：SSTの効果がよくわかったし，1つひとつの技法の意味も細かく学ぶことができたので，すごくためになりました。社会生活状況面接での質問の仕方なども参考になったので，現場に戻ってどんどん生かしていきたいと思いました。

ぜひ，実際のセッションに生かしていってください。お疲れさまでした。

受講生12：ステップ・バイ・ステップ方式のやり方が，とても具体的にわかりました。それから，「ありがとう」と「拍手」は，自分の中で禁止してやってみようと考えているところです。

禁止してみるとご自分のトレーニングになりますので，ぜひ試してみてください。他の人から自然に出るのはかまいませんので，ぜひご自分の修行としてやってみられて，また何かあれば教えてください。お疲れさまでした。では，珠江さんからもどうぞ。

講師2：本当に長い長い2日間だったと思うんですけれども，私は幸江さんとステップ・バイ・ステップ方式のワークショップをやり始めて，今回で30時間目でしょうか。毎回，さらにしっかりと実践していかなくてはいけない，と感じています。本当に，やればやるほど身についてくるものだと思います。ですから，とにかく実践されることをお勧めします。最初はうまくいかないこともあるかもしれませんけれども，皆さんはSSTのリーダーの実践者でい

らっしゃいますから，実際にやってみることで理解を深められることは多いと思います。ですので，どんどん実践していっていただきたいと思います。私も帰ったら早速，メンバーとの間で実施した社会生活状況面接の結果をもう1回見直してみようと，今，思っているところです。

　皆さん，長い時間，大変お疲れさまでした。それから，珠江さんは，ずっとサポートしてくださって本当にありがとうございました。実践していくこと，それがやはり大切なことだと思います。大変さはずっとついて回りますが，それは治療者として仕方のないことです。患者さんがよくなっていくのが見えてくることが，私たちにとっての一番の強化になります。変な言い方ですが，私はいつも「どうやったら患者さんがよくなるか」「どうやったらこの人の目標にとって効果的な練習ができるか」「どうやったらこの人自身が手ごたえを実感しながらスキルを身につけてくれるか」といった下心満載で，セッションの組み立てや指導計画を一生懸命考えています。皆さんもそういうお気持ちを持って取り組んでいかれると，治療者としての大変さや苦労の中に楽しみも生まれてくることと思います。

　そういった中で，今回のワークショップで学んだことを実践し，生かしてくださったら，それは私にとっても大変うれしいことです。今後，SST関連の研究会やワークショップ，学術集会など，いろいろな場面でお会いすることもあるかと思いますので，ぜひその後のご様子など，教えていただければと思います。本当に10時間という長い時間，お疲れさまでした。

SST Column

努力とセンス……SST の神様

　たまに，まわりの人にほめてもらえることがある。「幸江さんのアセスメントのセンスには感心しました！」とか。そういうふうに言ってもらえることが，決してうれしくないわけじゃない（……さすがにそこまでひねくれていません。実はけっこうほめられて伸びるタイプだったりして……?）。でも，どうしても「センスがいい」というふうにほめられたくない自分がいます（やっぱりひねくれものでしょうか……?）。

　なぜか。だって，もしうまくやれているのだとしたら，私はものすごく努力しているから，なのです。自分で言うなよ，と思われるかもしれませんが，別にがんばっていることをほめてもらおうというのではなく，「センス」で片付けられることにはどうしても納得がいかなくなってしまうのだ。それに，センスのよさでうまくいっているんだとしたら，ほかの人は同じようにできないのか？（その「センス」とやらがなければ）……ということになってしまうじゃないか。そりゃあ確かに，センスがないよりあるほうがいいと思う。でも，私は自分にはセンスっていう部分はあんまりないんだろうと思っている。だから努力する。カンで動いてたまたまうまくやるんじゃなく，理論を徹底的にたたいて自分のものにしたい。その方が性に合ってるし，なにより理解したことを人に伝えることもしやすいじゃないか。「センスがいい」とほめられたとしたら，きっと私は，「センス」を磨くための努力をしている，と答えます（やはりかなりのひねくれものか……）。

　だからといって「みんなももっと努力しろ」とか，そんなえらそうなことを言いたいわけでは決してないのです。みんなにもっとがんばれ！　と言っているのではなくて，（みんなってだれ？……不特定多数的である），自分にはできないとか，無理だとか，あきらめたり，がっかりしないでほしいから，私はこういう形で言い続けるのではないかと思うのです。「センス」で片付けてしまうと，「じゃあ，センスがないから自分には無理かも……」って思っちゃう。でも「努力」

ならしてみようかなって思えることもある。なにか達成しようと思ったら（仕事じゃなくても趣味でもなんでも），その物事についてどのくらいの時間と労力を費やすかが「努力」なんだと思う。たとえばSSTならSSTのセッションのことを，どんなふうにしたらよりよくできるか考えたり，本を読んだり，別の施設へ見学に行ったり，などなど。そして，好きならそういう「努力」って楽しくなってくるものだ。楽しくなってきたときっていうのは，上達しつつあるとき，いろいろなことがわかって理解できつつあるとき，なんだと思う。

たとえば，SSTを学びはじめたばかりの頃は，まだSSTの手順も意味もあまり理解できていない状態だから，リーダーをやるにも，アタマが真っ白になったり，苦痛だったり，大変なわけだ。だんだん意味がわかって，「あ，そうかー」って納得して，そうするとおもしろくなって，もっと勉強したりする。そこで学んだことを実際のセッションでも試してみようと思ったりする。そういうことが「努力」になっていくんじゃないかなあ。

そして，いっぱい努力してると，ちゃんと「SSTの神様」が降りてきてくれるようになります（笑）。SSTの神様は，次のセッションへのヒントをくれたり，「こういうのやってみたらどう？」とそっと耳元でささやいてくれたりします。そうなったらしめたものです。名人への道……？　ただし，私の「SSTの神様」は，SSTのテキスト作りなどでパソコンに向かっているあいだはまず降りてきてくれず，電車の中が好きみたいで，仕事の帰りの電車の中（しかも遅い時間が好きらしい……）でよく降りてきてくださいます（しかも，特に私鉄と地下鉄が好きみたいで，なぜかJR線では降りてきません……）。

「努力とセンス」については私の勝手な持論ですが，きっと私ってセンスとかそういうあいまいなもので片付けられるのがいやなのでしょう，治療のことは特にプロとして。洋服のセンス，とかそういうのだったらいくらでもほめてもらいたいけど（笑）。

なにせ，私は非常に強い粘着気質なので（つまり，ねちねちして，しつこくて，怒りっぽい，あ，よくいえばこつこつ努力する人？　です），徹底的にやるとか努力するとかいうことに，自分が価値を置いているのでしょう。本当はもっとさらっと，しなやかに，いろんなことができるといいんだろう，とも思うけれど……。

書いている文章が長くなるのも，そういう性格のせいなのだ。

SST Column

リーダーの資質とは……？

　リーダーに向いてるか，向いてないか。そういうことってよく話題になる。自分で向いてるかどうかは判断しないでほしいが（「努力とセンス」の項を参照してください），研修会の講師をやっていたり，勉強会に参加して，たくさんの受講生の方と交流すると「この人はいいリーダーになるぞ！」という人がやっぱりいるのである。私から見てどういう人が「いいな」と感じるか。あくまで私見だけれど，というより，かなり僭越きわまりないのは自覚しているが，ちょっと考えてみたいと思う。

　あたたかみがあるとか，優しい雰囲気とかは，あるに越したことはないけど，実はけっこう必須条件ではないような気もする。あればいいとは思う，ほんとうに。でもたまに，一見したあたたかみがウソくさい人もいたりするのも事実。ウソっぽいあたたかみがあるより，冷静沈着である治療者のほうがよっぽどいいんじゃないか。私は自分があたたかみとか優しさとかそういう「いいもの」をあんまり持ち合わせていないから，なんとなく反発したくなるのかもしれないが……（ひねくれすぎでしょうか……？）。

　それはともかく，私がリーダーに必要と思うものは，「治療としての厳密さへの親和性と，一方で柔軟な応用性を併せ持っていること」ではないかと考えている。相反するもののように思われるかもしれないが，よい治療者はたいていこの両方を兼ね備えているように思う。それは認知行動療法に限らないけれど。治療構造というのはどんなアプローチであっても厳然と存在するものなので（そうは見えない場合でもそうなのである。構造がない，なんてことは絶対なくて，構造がゆるい場合は「そういう構造が存在する」と考えるのだ），その構造を治療者自身が守れるかどうか，は第一の条件だろう。最初から構造を無視して，自己流がいいもののように思う人を私はあまり好きになれない。もちろん構造を守ってやっていく中で，しなやかに応用しながらできるのはすばらしい。自己流とか勝手にいろいろな技法を折衷的に用いることと，柔軟に対応することはまったく別

物だ。だから，構造を守れること，まずは基本に忠実であろうとすること，それでいて構造だけにがんじがらめになることなく，いろいろなことに臨機応変に対処したり，構造を守りつつそれを発展させていけるアイデアを持てる人っていいなあと思う。

　まあ，ここまで行くにはかなりの年月がかかるので（当然私もそんなところまで達しているとは決して思わない），たとえば，まったくの初心者に指導したようなとき私が見るのは，まず「構造を守ろうと努力できる人か」ということ。このことと「頭が固い」というようなことは区別したい。そして，構造を守りつつ，自分のやっていること，技法について常に点検し，その意味を考え，疑問も感じたりできる人かどうか。ただ言われたとおり構造を守っているだけでは，自分で考えていることにはならない。ちゃんと考えてる人っていうのは，自分の考えで自分なりに試してみて，「こう考えてやってみたんですけどどうでしょうか？」と聞いてくる。こういう人って絶対伸びる，と私は思ってる。「構造を守ること」と「考える力」の両立。けっこう大変だけど大事なことだと思う。そういうこともちょっと頭の片隅において，みんなにがんばってほしいと思っている（……だから，みんなって誰のこと？）……そして……私もがんばれ‼

用語解説

本書に出てくる専門用語のうち,追加の解説が必要と思われるものについて取り上げました。

【あ行】

アセスメント:必要な援助・支援を行うために,一定の目的に沿って集められた情報をもとにして,状態や機能レベルなどを判断・評価すること。

オペラント条件付け:自発的な行動や反応の直後に,その行動が起きやすくなるような刺激が続くことで,その行動がより起きやすくなる,つまり学習されていくとする理論のこと。

【か行】

CASIG:リバーマンたちが開発した,ケースマネジメントのためのアセスメントツール。CASIG は Client Assessment of Strengths, Interests and Goals の略。本人の陳述による CASIG-SR と周囲の観察による CASIG-I を組み合わせて包括的に査定する。

カリキュラム:セッションの手順と内容の要点のこと。技能の名称,技能の意義などの解説,技能を構成する下位行動とその順序を示した技能のステップ,指導用場面例,指導時の注意事項からなる技能シートも作成されている。セッション実施前に,こういったカリキュラムを計画しておくことが重要である。(→ cf. カリキュラム用技能シート)

カリキュラム・メニュー:テーマ領域に関連した技能のリストのことで,グループ全体の共通した目標に合わせて提示される。たとえば,「怒りの自己管理」がテーマの場合,不愉快な気持ちの伝達,ストレス状況から離れる,事実に反した非難への対応,怒りの気持ちの伝達,口論せずに同意しない,望まない助言への対応などがメニューを構成する。一定のテーマに基づいたカリキュラムの集合体と言える。(→ cf. カリキュラム)

カリキュラム用技能シート:技能群名,具体的な技能名,その技能の解説,技能

のステップ，その技能を練習する際のロールプレイ場面例，その技能を指導するときに注意すること，という要素で構成されたシートで，ステップ・バイ・ステップ方式で学ぶ際の教材となる。既存のものを必要に応じて改変して用いることも多い。（→ cf. カリキュラム）

観察学習：何も報酬がない状況で，練習をしたり言葉で教示されたりしなくても，他者の模範となる行動を注意深く見ることによって，さまざまな行動を獲得していくという学習方法。

技能群：ある社会的場面に必要な関連ある諸技能を1つのまとまりとして提示したもの。たとえば，「会話技能群」は，会話の開始，会話の継続，会話の終了，質問などの技能からなる。ベラックたちは，会話，自己主張，対立処理，地域生活，交友・異性交際，健康維持，就労関連，アルコール・薬物の回避の技能群を挙げている。

基本会話モジュール：会話を始める・続ける・スムーズに終えるといった基礎的技能や基本的な会話に必要な言語的・非言語的コミュニケーションの要素などを学ぶために作成されたモジュールの1つ。（→ cf. モジュール）

基本訓練（モデル）：代表的なSSTの手順としてリバーマンがまとめあげたもので，患者への明確な教示・適切な技能のモデリング・行動リハーサル・プロンプティング・積極的強化・宿題が含まれている。したがってベラックたちの方式も，原則的にはこのモデルにのっとっている。（→ cf. モデリング，行動リハーサル，プロンプティング，強化，宿題）

行動リハーサル：実際の社会生活場面でうまく行動ができるように，練習場面をつくり，実技練習を行うこと。SSTでは，ロールプレイと同じ意味で用いられることが多い。

コーチング：「耳打ち促し」ともいう。ある技能でのロールプレイにおいて，リーダーが練習中の参加者に助言を耳打ちする形で行動の実行を促すもの。SSTセッションでのリーダーの補助的指導技法の1つ。

【さ行】

再リハーサル：はじめに行った実技練習で指摘された改善点を受けて実施する2度目以降の実技練習のこと。SSTでは，2回目以降のロールプレイを指すことが多い。

社会生活状況面接：ベラックたちにより作成された，SST実施前のアセスメン

トに用いる構造化された面接法。家庭での日常生活，教育と仕事についての活動，余暇活動，対人関係，精神的な支え，健康に関する活動，問題となる対人状況について尋ねることによって，生活技能について評価し，個別目標を設定する。（→ cf. アセスメント）

社会的学習理論：バンドゥーラによってまとめられた学習原理。社会的な行動は，他人の行動を注意して観察し，記憶し，何度も繰り返し実際にやってみることで学習され，また，行動の後に起こる結果によってその学習が定着したり消去されたりするというもの。

宿題：セッション内で練習した技能を，次のセッションまでの間に各自の実際の生活環境の中で，なるべく多くの機会を見つけて練習してもらうこと。次セッションでは宿題の結果をふりかえり，新たな練習課題を設定するための査定を行う。

ステップ・バイ・ステップ方式：統合失調症の認知機能障害に配慮したSSTの一方法。認知行動アセスメント，高度に構造化されたセッション，宿題実践と技能般化を促進する環境への働きかけがその要点。指導する技能はステップに細分化され提示される特徴を持つが，主たる手順は基本訓練（モデル）の原則を含んでいる。ベラックたちの本（Social Skills Training for Schizophrenia：A Step-By-Step Guide）に由来。（→ cf. 基本訓練（モデル））

正の強化と負の強化：強化とは，ある行動の出現頻度を増す要因となる，本人にとって好ましい結果のことである。正の強化は行動の結果，本人にとって価値があったり望みとなるもの（例：食物やお金などの報酬，ほめ言葉など）が得られること，負の強化は，ある行動の後に不快な刺激（例：批判，不安，緊張など）が軽減するという結果が得られることを指す。なお，負の強化は「罰」とは異なる概念のため，注意を要する。

【た行】

地域生活再参加プログラム：モジュールの1つで，入院中の精神障害をもつ人が，再発・再入院せずに退院後の地域生活をスムーズに送るために必要な技能を習得することを目的としている。（→ cf. モジュール）

東大デイ・ホスピタル：東京大学医学部附属病院の精神障害者通院リハビリテーション部門。青年期統合失調症圏者を対象に，役割と階層的秩序を重視する模擬的社会生活を基礎とした治療技法（実行委員会方式）の開発を行う。リバーマンの初来日と同大学での講演（1988）を契

機にSSTが導入され，日本のSST普及に多大な貢献をした。

閉ざされた質問：「開かれた質問」のように会話の発展を目的とはしておらず，単に具体的情報を求める質問のこと。

ドライラン：予行練習のこと。SSTでは課題場面について，まず参加者が普段どのように行動しているかを実際にやってもらう（ロールプレイしてもらう）が，この1回目のロールプレイをドライランと呼んでいる。（→ cf. ロールプレイ）

【な行】

認知行動療法：環境からの情報（刺激）を受け取って，行動（反応）する際に，情報をどうとらえどう処理するかは，その人の意識状態や物の見方・とらえ方（認知）に左右される。認知と行動の両方に働きかけることで，望ましい行動を獲得したり問題点の改善を図ろうとする治療技法のまとまり。

【は行】

バックアップスキル：セッションで練習した技能を用いた後に起こりうる状況を想定し，実際の生活環境でより効果的に対処できるよう，練習した技能に加えてあらかじめ習得しておくとよい技能。

般化：ロールプレイや宿題などセッション内外で練習し，獲得した技能を，自然に起こる対人場面で使えるようになること。

開かれた質問：相手の反応を促し，会話を発展させるための質問。

（正の）フィードバック：SST参加者のセッション内外での努力や技能の実行に対して，その行動をまた実行する可能性や学習に対する動機付けを高めるために，具体的に伝えられる肯定的な評価のこと。

ブレインストーミング：あるテーマや問題に対して，既成の概念にとらわれず自由に意見を出し合うこと。ブレインストーミングでは批判を加えずにできるだけたくさんのアイデアを出すことが原則で，これによって創造的問題解決能力の向上に役立つと考えられている。

プロンプティング：「身振り促し」ともいう。ある技能のロールプレイにおいて，リーダーが練習中の参加者に対し，技能の要素の改善のために非言語的な合図（例：手を使った合図，ポイントを記入したカードの提示など）を送り，行動の実行を促すもの。リーダーの補助的指導技法の1つ。

弁別モデリング：ある技能の要素（特に非言語的および言語随伴的要素）について，不適切な例と適切に用いた例を連続してロールプレイで示し，どちらが効果的かを参加者に理解してもらい，学習を促進させるもの。SSTセッションでの補助的指導技法の1つ。

【ま行】

モジュール：リバーマンたちのグループにより開発された，慢性の精神障害をもつ人が地域生活で自立した生活を営むために必要な生活技能を高めることをめざし，課題領域ごとにまとめられた学習パッケージ。リーダー用マニュアル・患者用ワークブック・ビデオの3点がセットとなり作成された教材。基本会話，服薬自己管理，症状自己管理，余暇の過ごし方，地域生活への再参加プログラムが日本語に翻訳され，購入可能。他に日本版オリジナルのモジュールも発売されている。（→ cf. 基本会話モジュール，地域生活再参加プログラム）

モデリング：獲得すべき行動目標の手本となる行動を実際に示し，それを観察し模してもらうことで，不適応行動を修正し適応行動の獲得を目指す社会的学習理論の原理の1つ。（→ cf. 社会的学習理論）

問題解決法（問題解決技能訓練）：生活で直面する問題に対して合理的に対処・解決する力をつけることを目的とした認知行動療法の一技法で，SSTのセッションでもしばしば援用される。一般的には，まず問題点を明確にした後，思いつくさまざまな解決策を挙げ，それらの解決策の長所と短所を比較検討しながら，最終的にもっとも問題解決に有効で実行可能性の高い解決策を選択し，実行するといったステップを学習していく。

【ら行】

ロールプレイ：獲得すべき行動を練習する際に，場面を設定し，役割（自分が練習する役，相手役など）を決めて，実際に演じてみる方法。

ロールプレイテスト：日常生活でよく出会う標準化された対人場面を示し，その場面の相手役の演技に対してどう応じるかロールプレイをしてもらうことで，生活技能を構成する諸要素について評価する方法。

参考文献

- 『改訂新版　わかりやすいSSTステップガイド：統合失調症をもつ人の援助に生かす　上・下』A・S・ベラック，K・T・ミューザー，S・ギンガリッチ，J・アグレスタ著／熊谷直樹，天笠崇，岩田和彦監訳．星和書店，2005．
- 『行動療法事典』A・S・ベラック，M・ハーセン編／山上敏子監訳．岩崎学術出版社，1987．
- 『精神障害者の生活技能訓練ガイドブック』R・P・リバーマン，W・J・デリシ，K・T・ムシャー著／池淵恵美監訳．医学書院，1992．
- 『生活技能訓練基礎マニュアル　対人的効果訓練：自己主張と生活技能改善の手引き』R・P・リバーマン，他著／安西信雄監訳．創造出版，1990．
- 『リバーマン　実践的精神科リハビリテーション』R・P・リバーマン編／安西信雄，池淵恵美監訳．創造出版，1992．
- 『統合失調症の認知機能ハンドブック：生活機能改善のために』P・D・ハーヴェイ，他著／丹羽真一，福田正人監訳．南江堂，2004．
- 『方法としての行動療法』山上敏子著．金剛出版，2007．
- 『精神保健シリーズ6　生活技能訓練演習：エクマン博士のワークショップ記録』精神保健シリーズ編集委員会編．(財)日本精神衛生会，1991．
- 『Cognitive Remediation Therapy for Schizophrenia：Theory & Practice』T・Wykes, C・Reeder. Routledge, New York, 2005.
- 「Successful Living：A Social Skills and Problem：Solving Group for the Chronic Mentally Ill」R・W・Hierholzer, R・P・Liberman. Hospital and Community Psychiatry, Vol.37, No.9, pp.913-918, 1986.
- 「分裂病患者の社会適応のための技能訓練」R・P・リバーマン，他著／中込和幸，他訳．精神医学，第30巻第2号，pp.229-239，1988．
- 「生活技能訓練の理論と認知・行動障害の評価法をめぐって」坂野雄二著．臨床精神医学，第19巻第9号，pp.1325-1329，1990．
- 『認知療法・認知行動療法カウンセリング：CBTカウンセリング初級ワークショップ』伊藤絵美著．星和書店，2005．

SST普及協会南関東支部あとがき

　このたび，『読んでわかる　SSTステップ・バイ・ステップ方式』，DVD版『見てわかる　SSTステップ・バイ・ステップ方式』が星和書店から発行されることになったことは喜びにたえません。
　SST普及協会南関東支部では各地で定例の研修会が開催されています。私が担当している神奈川・横浜地区では，毎月1回，横浜市総合保健医療センターを会場に開催されています。これは南関東支部の事務局でもあるNPO法人横浜メンタルサービスネットワークの研修事業として位置付けられており，前身の「SST・アセスメント研究会」を発展的に解消し，新たなスタートを切ったものです。全国的に支部が設置される前には，岩手県や静岡県からの参加もありました。最近では医師，看護職，作業所・授産施設職員だけではなく，知的障害者施設職員，一般の会社員，当事者，家族，学生の方の参加も少なくありません。そのようなさまざまなニーズに対応するため，いろいろな工夫をしています。参加者一同に対する全体会（ちなみに今年度は，5人いる認定講師の現場から，それぞれの実際のセッションを再現する「お手本SST」を行っています）の後，リーダー体験クラス，家族SSTクラス，初級クラスなどの分科会を行います。そのうちの1つに著者の佐藤幸江さんが受け持つステップ・バイ・ステップ方式クラスがあります。
　南関東支部の事務局長である舳松克代さんが以前行っていた分科会のスキルアップクラスに，佐藤さんに加わっていただいたのは2004年と記憶しています。おりしもその年に栃木県で開催されたSST普及協会学術集会にベラック先生が招聘されることとなりました。その後，日本各地で講演・ワー

クショップを行う予定であるということを知り，ぜひ南関東支部でもご講演していただきたいと考え，直接ベラック先生に電子メールでお願い申しあげたところ，ご快諾をいただけました．せっかくですので，佐藤さんの行うセッションについてのスーパービジョンを行ってほしいと計画し，準備しました．学術集会でのベラック先生のご講演はエビデンスに基づくSSTの有効性を強調する内容で，主に理論的なお話だったのですが，その後東京を会場に行われたスーパービジョンでは，実際のセッションに関して非常にpracticalなアドバイスをいただいたうえ，先生自らデモンストレーションをしていただくなど，とても貴重で得難い体験をすることができました．その中心にいた佐藤さんは，その頃にはすでにステップ・バイ・ステップ方式での現場を持ち，学会などでその活動報告やデモンストレーションを積極的に行っていらっしゃいましたが，この体験が1つの原体験になったのではないかと推察しています．その後，研修会でもステップ・バイ・ステップ方式を1つの分科会として独立させました．毎回20人程度の参加者があり，その中で詳細かつ丁寧な内容の資料を検討しています．

　そのような南関東地区でのご活躍，そして日本各地に招聘されてのご講演活動などを通じて，この研修を何らかの形にして，直接指導しなくてもステップ・バイ・ステップ方式が学べる方法がないものか，とお考えになったのは自然な流れと思います．それが今回の発刊につながっているのでしょう．

　南関東支部の会員がこのような教材を作成したことを，支部長として大変うれしく思うと同時に，監修者の1人として関与できたことを光栄に思います．また，発刊にあたって多大な労をおとりいただいた他の監修の先生，膨大な作業を上手にマネジメントしていただいた星和書店の方，現場の様子を映像に見事に落とし込まれたアロービジョンの方，そして何よりも，著者の佐藤幸江さんに感謝の意を表したいと思います．

SST普及協会南関東支部長

加瀬昭彦

埼玉 SST 研究会あとがき

　今回,『SST ステップ・バイ・ステップ方式』書籍・DVD 作成に携わることができ, 大きな喜びを感じています。

　埼玉 SST 研究会は 1999 年, 本著の監修者でもいらっしゃいます天笠崇先生, SST 普及協会認定講師の河岸光子先生らを中心に「SST を学びたい」「職場や職域を越え経験交流をしたい」と思う熱心な実践者が集まり研究会を開くといった形でスタートしました。

　発足から 10 年を迎えようとしている埼玉 SST 研究会ですが, 現在では県内外から多くの参加者があります。そしてその多くは精神科病院の従事者で, 特に慢性期病棟でのセッション運営に苦労していました。2000 年に『わかりやすい SST ステップガイド』が出版されると, ステップ・バイ・ステップ方式＝ベラック方式でのセッション運営の機運が高まり, 定例会の中で実践しているリーダーたちからステップ・バイ・ステップ方式での試みが課題として提出されるようになりました。そんなとき, 本著の著者である佐藤幸江氏が埼玉 SST 研究会に来てくださることとなり, ステップ・バイ・ステップ方式について参加者が質問を投げかけたり, また, 実践しているセッションについて意見をいただくということが多くなりました。2005 年に『わかりやすい SST ステップガイド』改訂新版が出版されると, 著者の呼びかけで数名の有志による輪読会が始まりました。著者に引っ張られる形で, 私たちはステップ・バイ・ステップ方式に没頭することとなりました。本編をお読みになった方, DVD をご覧になった方はもうお気づきだと思いますが, ステップ・バイ・ステップ方式を学ぶことは, リバーマンが日本に普及させ

た生活技能訓練（SST）そのものの治療構造を再確認することであり、さらに原点を深く理解することであると著者は強調しています。

著者の「伝えたい」熱意と、埼玉SST研究会のメンバーの「学びたい」熱意から始まったステップ・バイ・ステップ方式を学ぶ10時間研修「ベラッククラス」は、2005年参加者20名を端緒とし、2006年参加者25名、2007年参加者冬クラス13名、春クラス30名、秋クラス20名と、延べ108名の参加者を数え、今なお、研修への期待が熱く高まっています。

本著の作成のために開催された研修会の事務局、また「2DAYSワークショップDVD版」のアシスタントとして、そして何より「モデルセッションDVD版」のトレーニングを受けるグループ参加者の一員としての体験は、私自身のSSTリーダーとしての姿勢に大きく影響を与えるものでありました。

先日、著者の2DAYS 10時間研修に参加された受講生にお会いし、お話しする機会がありました。その方が私に話された「佐藤幸江先生の受講生となり研修を受けることにより、SSTのリーダーとして多くのことを学んだことは言うまでもありませんが、精神障害をもつ方を支援する仕事そのものに対する姿勢に大きな影響を与えられました。本当にありがとうございましたと伝えてください」という感謝の言葉をここに記したいと思います。

本著を手にとられた読者、視聴者の皆様がステップ・バイ・ステップ方式を学べることはもちろんのこと、皆様が生活技能訓練（SST）の基礎を学ぶ際の指針となり、またよりよい支援者になって欲しいという著者のメッセージが伝わることを確信しています。

最後に今回、貴重な体験をさせていただいた幸運な1人のSSTリーダーとして、佐藤幸江氏、監修を担当された先生方、関係者の皆様に深く感謝し厚く御礼を申し上げ、ご挨拶とさせていただきます。

埼玉SST研究会代表

佐 藤 珠 江

監修者あとがき

　SSTの視聴覚教材がようやく増えてきた。しかし，理論的背景と技法とを包括的に習得でき，かつ現場で発展的に活用可能なものはどれほどあろうか。本書は理論の講義中心，「名人芸」的セッション技法の紹介，細かいが使いづらいマニュアル，のどれでもなく，日本のどこの統合失調症者支援現場でも使えるSSTの紹介がなされている。また，ベラックの研究と実践だけでなく，リバーマンの再発見をする方もあろう。

　本書と関連教材の成立には佐藤幸江氏の超人的努力とひらめきが決定的だが，講師とともに自主的な研鑽を積んできた諸機関現場スタッフたちのネットワーク（通称ベラック部）が不可欠だった。彼らは別売DVDで，自らの職場・家庭・地域での対人関係問題をじかにさらしてのライブ出演をしてくれた。監修者は，多くの元気をいただきました。

　超ご多忙の中，短い期限内に推薦文を下さった西園先生に深謝いたします。

熊 谷 直 樹

　読者の皆さん，お待たせしました。『わかりやすいSSTステップガイド』に沿って，いち早く臨床実践および研修会を運営してきた著者佐藤幸江さんから，「自分の経験を姉妹書みたいなものにして世に送り出した〜い」と，埼玉SST研究会のリーダー養成研修会の折に熱く声をかけられたあの日か

ら，はや2年。何度となく編集会議を重ね，現役リーダーの声も反映させ，こうしてお届けできることになりました。DVD教材と併せて学習いただくことで，ベラックらが開発した練習方式というにとどまらず，共通スキル学習を個別に調節していく練習方式の運営，応用と開発の極意を体得できるでしょう。

　生きづらさをかかえる市民に，対人スキル修得の場がいっそう増えることを願います。

天笠　崇

　難産というのはこういうことかもしれません。しかし，著者である佐藤幸江さん，他の皆さんの大変な努力によって，やっと「読んでわかる」「見てわかる」の双子がこの世に誕生しました。実際のセッションの様子もいながらにして見ることができ，そのもとには綿密なアセスメントがあることも改めて知ることができます。ステップ・バイ・ステップ方式を学ぶ人にとっては，これ以上の教材はないと思います。

　この双子が大きく成長していくことを，監修者の1人として願ってやみません。

加瀬昭彦

　2004年12月1日，アラン・ベラック先生がSST学術集会の招聘で初来日されました。しかしその日，ベラック先生を乗せた飛行機は約5時間延着し，私は期待と不安の中，成田空港を端から端まで何往復も歩いて到着をお待ちしたことを今も思い出します。

　それからはや4年，ついにステップ・バイ・ステップ方式をマスターする

ための最良の教材ができました。このDVDにはステップ・バイ・ステップ方式をわが国でもっとも熟知している佐藤幸江さんたちの実践知が満載されています。SSTを始めたいという初心者の方々はもちろん，SST上級者の方も多くのことを学んでいただける内容です。そして誰よりベラック先生は，このDVDの完成を喜んでくれるだろう……監修者の1人として私はそう思っています。

岩 田 和 彦

おわりに

　各地の研修会で出会う受講生の方々が抱えている問題は，少し前まで私も抱えていたのと同じ悩みでした。過去の私と同じ悩みを抱え，ときに行き詰まりを感じている受講生の皆さんの問題を少しでも早く解決できる方法はないだろうか……。そこで思いついたのが「研修をもとにした本を書いてみる」ということでした。2006年，真夏の福岡でのワークショップを終えた帰りの飛行機の中でのことです。「SSTの神様」のいたずら？　それともその年の記録的な暑さのせいだったのか……。ともかくそれが本書出版へのスタートとなりました。「少しでも早く受講生の悩みを解決したい」と考えたはずなのに，完成までに2年近くの時間を要してしまいました。これはまったくもって私の筆の遅さによるものなのですが，出版という大きな作業を抱えている間に，なぜか転職という大きな作業をもう1つ抱えてしまった私の向う見ずな性格のせいでもあります。それでも本書と，合計約14時間にもおよぶ2種類のDVD（2DAYSワークショップ編・モデルセッション編）作成という膨大な作業を完成できたのは，本当に多くの方のお力のおかげです。以下にお礼申し上げます。

　西園昌久先生（SST普及協会会長）にはお忙しい中，原稿にお目通しいただき推薦文を賜りました。『わかりやすいSSTステップガイド』筆頭原著者のベラック先生はメッセージをお寄せくださいました。4名の監修者の先生方には，雑考の段階から多くの励ましと助言をいただき，本書完成に向けてひとかたならぬご尽力をいただきました。本書とDVD作成の過程では，大藤昌宏先生（大湫病院），村本好孝さん（道央佐藤病院），河岸光子さん

（吉祥寺病院），上ノ山真佐子さん（南彦根クリニック）から貴重なご意見をいただきました。

　本書のもととなったワークショップ開催にあたっては，佐藤珠江さん（埼玉精神神経センター）と関口礼子さん（同）のご協力が不可欠でした。佐藤珠江さんは尊敬するSSTの先輩であると同時に，常に真剣に議論しながらともに歩んできた同志のような存在でもあります。そして関口さんはそんな私たちをいつも静かに力強くバックアップしてくれました。舳松克代さん（田園調布学園大学）は，私が講師活動を行う上で勉強する機会を本当にたくさん作ってくれました。彼女は私の講師のモデルでもあります。福岡からの飛行機の中で「本を作ってみたい」と言った私に「幸江ちゃんならできるよ」とさりげなく背中を押してくれたのも彼女です。それから通称「ベラック部」の仲間たち。私のセッションと講師活動を支えてくれたのは，所属や職種，年代すべてを超えて「よりよい治療を提供できるようになりたい」という同じ志をもって集まったかけがえのない勉強会の仲間の存在でした。ことに羽鳥乃路さん（東京武蔵野病院）は前職場でのSSTセッションのパートナーでもあり，いつも私のたくさんの「ひとりごと」のよき聴き手となってくれました。そして，これまで私のセッションに参加してくれた患者さんたち，1人ひとりとの体験がいつも私の実践へのエネルギーとなりました。

　今回書籍と2種類のDVDという形での出版は，株式会社星和書店の石澤雄司社長，同編集部近藤達哉さん，石井みゆきさんのお力なくしては実現しませんでした。また，株式会社アロービジョンの矢島寛夫さんにはDVDの撮影・編集と多くの作業においてお世話になりました。

　これだけたくさんの方々に支えられて生まれた本書は幸せ者です。そしてそれは私にとっての幸せでもあり，たくさんのパワーをいただくことにもなりました。この幸せへの感謝を胸に，今後も研鑽を積み，前向きに頑張っていきたいと決意を新たにしています。本当にありがとうございました。

佐 藤 幸 江

監修者紹介

熊谷　直樹（くまがい・なおき）　東京都立多摩総合精神保健福祉センター
　　　　　　　　　　　　　　　　SST普及協会認定講師

天笠　　崇（あまがさ・たかし）　代々木病院
　　　　　　　　　　　　　　　　SST普及協会理事／事務局長／認定講師

加瀬　昭彦（かせ・あきひこ）　　横浜舞岡病院
　　　　　　　　　　　　　　　　SST普及協会理事／事務局次長／研修委員長／
　　　　　　　　　　　　　　　　認定講師

岩田　和彦（いわた・かずひこ）　大阪府立精神医療センター
　　　　　　　　　　　　　　　　SST普及協会理事／認定講師

著者紹介

佐藤　幸江（さとう・ゆきえ）

1995年　日本大学大学院文学研究科博士前期課程修了
1996年　財団法人精神医学研究所附属東京武蔵野病院　臨床心理科　入職
2008年4月　東京海上日動メディカルサービス株式会社　入社

文学修士（心理学），臨床心理士
SST普及協会認定講師／南関東支部世話人
著書に『事例から学ぶSST実践のポイント』『SSTテクニカルマスター』（共著，金剛出版）などがある

　東京武蔵野病院では，統合失調症，発達障害，双極性障害をもつ人を対象に，入院・外来それぞれのSSTグループ運営に携わる。他に，ご家族を対象としたグループや，病院外では保健センター，職業訓練センター等の場面でもリーダーの経験を重ねてきた。
　2000年に『わかりやすいSSTステップガイド』（初版）と出会って以降，ステップ・バイ・ステップ方式を実践に導入し，2004年ベラック博士来日時には，博士より直接指導を受ける。
　約12年の病院臨床を経て，現在はEAP（従業員支援プログラム）事業に従事。SSTの領域では，普及協会南関東支部での活動のほか，産業・医療・地域の各領域におけるステップ・バイ・ステップ方式SSTの実践・応用と，ワークショップなどの研修・普及活動にも精力的に携わっている。

読んでわかる　SSTステップ・バイ・ステップ方式
2 DAYS ワークショップ

2008年 9月 3日　初版第1刷発行
2012年 5月17日　初版第2刷発行
2016年11月25日　初版第3刷発行

監修者　熊谷直樹，天笠　崇，加瀬昭彦，岩田和彦
著　者　佐藤幸江
発行者　石澤雄司
発行所　㈱星和書店
　　　　〒168-0074　東京都杉並区上高井戸1-2-5
　　　　電話　03（3329）0031（営業部）／03（3329）0033（編集部）
　　　　FAX　03（5374）7186（営業部）／03（5374）7185（編集部）
　　　　http://www.seiwa-pb.co.jp

Ⓒ 2008 星和書店　　Printed in Japan　　ISBN978-4-7911-0679-0

・本書に掲載する著作物の複製権・翻訳権・上映権・譲渡権・公衆送信権（送信可能化権を含む）は㈱星和書店が保有します。
・ JCOPY 〈(社)出版者著作権管理機構 委託出版物〉
　本書の無断複写は著作権法上での例外を除き禁じられています。複写される場合は，そのつど事前に(社)出版者著作権管理機構（電話 03-3513-6969,
　FAX 03-3513-6979, e-mail：info@jcopy.or.jp）の許諾を得てください。

SSTを学びたい人必携。アセスメントから
セッションの実際までを詳しく解説。

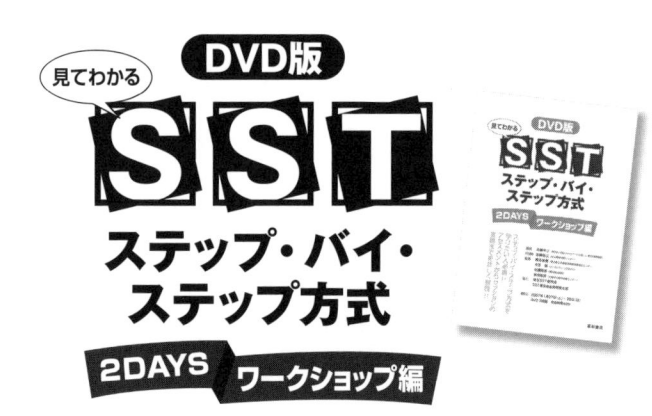

DVD版 見てわかる SST ステップ・バイ・ステップ方式 2DAYS ワークショップ編

A5判　DVD 3枚組　収録時間：6時間40分　本体価格 18,000円

講　師	**佐藤幸江**（東京海上日動メディカルサービス㈱、元・東京武蔵野病院）	
共同講師	**佐藤珠江**（埼玉精神神経センター）	
監　修	**熊谷直樹**（東京都立多摩総合精神保健福祉センター）	
	天笠　崇（メンタルクリニックみさと）	
	加瀬昭彦（横浜舞浜病院）	
	岩田和彦（大阪府立精神医療センター）	
協　力	埼玉SST研究会／SST普及協会南関東支部	

「SST ステップ・バイ・ステップ方式」10時間ワークショップ（2日間）を完全収録。アセスメント面接、プログラム作成、セッションの組み立て方や進め方などを、演習やデモンストレーションを交えて紹介する。SST 視聴覚教材の決定版！

発行：星和書店　http://www.seiwa-pb.co.jp　価格は本体(税別)です

SSTを学びたい人必携。SST普及協会認定講師による、アセスメント面接、4つのセッション＋解説を収載

DVD版 見てわかる SST ステップ・バイ・ステップ方式 モデルセッション編

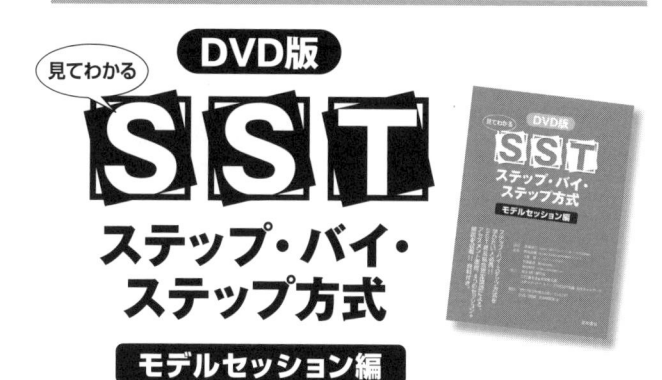

A5判　DVD 3枚組　収録時間：6時間30分　本体価格 19,000円

講　師　**佐藤幸江**（東京海上日動メディカルサービス㈱、元・東京武蔵野病院）
監　修　**熊谷直樹**（東京都立多摩総合精神保健福祉センター）
　　　　天笠　崇（メンタルクリニックみさと）
　　　　加瀬昭彦（横浜舞浜病院）
　　　　岩田和彦（大阪府立精神医療センター）
協　力　埼玉SST研究会／SST普及協会南関東支部

本 DVD は SST の基本技法となる「たのみごと」「折り合う」ほか、4つのセッションの様子とそれぞれの解説を収録。導入の際の社会生活状況面接の進め方も、実際の面接場面から実践的に学べる。

発行：星和書店　http://www.seiwa-pb.co.jp　価格は本体(税別)です

手軽で便利なSSTガイドブック

(改訂新版) わかりやすい
SSTステップガイド

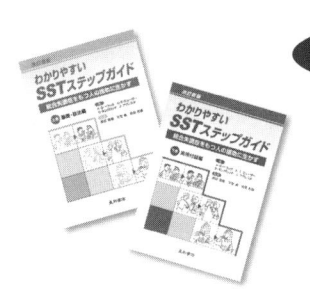

統合失調症をもつ人の援助に生かす

[上巻] **基礎・技法編**
A5判　368頁　本体価格 2,900円

[下巻] **実用付録編**
A5判　148頁　本体価格 1,900円

[著] ベラック、ミューザー、ギンガリッチ、アグレスタ
[監訳] **熊谷直樹、天笠 崇、岩田和彦**

本書は2000年に出版された前書を大幅に改訂したものである。前書は、分かりやすく内容の充実したSSTのガイドブックとして、SST関係者ほか、精神科臨床に関わる方々にたいへん好評を博し、わが国のSSTの普及と発展に大きな力となった。その内容が大幅に刷新され、SSTの更なるレベルアップに役立つための教科書として生まれ変わった。上巻の「基礎・技法編」では、エビデンスに基づく治療に関する詳しい解説、薬物依存への対応などを追加し、下巻の「実用付録編」では、たくさんの新しい技能シート、評価関連資料を加え、さらに内容充実。平易な用語と文章で、臨床現場のナマの状況を取り上げ、SSTの基本と実践方法を伝える。SSTのリーダーを担当するスタッフ、リーダーの養成に携わる方、SSTの治療技術を更に深めたい方、必携の書。

発行：星和書店　http://www.seiwa-pb.co.jp　価格は本体(税別)です

前田ケイ先生が伝えたい
SSTの本質と技術のすべて

基本から学ぶSST
―精神の病からの回復を支援する―

[著] 前田ケイ
A5判　352頁　2,600円

前田ケイ先生が伝えたいSSTの本質と技術のすべてが，この1冊に。
日本へのSST導入と普及に中心的な役割を果たしてきた著者は，常に「当事者の希望をつなぎ，実生活に役立つSST」を探究し，研鑽を積み重ねてきました。認知行動療法に基づくSSTの理論をわかりやすく解説しながら，長年の実践で工夫し，効果を実感している技術の数々を，豊かな実例とともに，基本から丁寧に，楽しく伝授します。

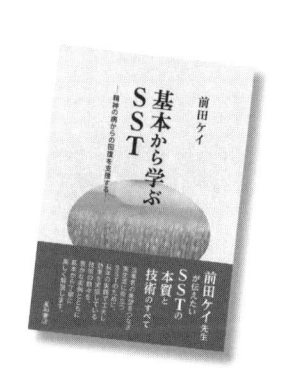

発行：星和書店　http://www.seiwa-pb.co.jp　価格は本体(税別)です

スキルアップ心理教育

［編］上原徹
A5判　212頁　2,400円

わが国における心理教育の発展と基本的な技法を振り返り、うつ病、摂食障害、PTSDなどへの心理教育の応用と、患者さんや家族に効果的に関わるコツや術を詳しく紹介。

精神障害と回復

リバーマンのリハビリテーション・マニュアル

［著］ロバート・ポール・リバーマン
［総監修］西園昌久　［監訳］池淵恵美　［訳］SST普及協会
B5判　492頁　6,600円

SSTの創始者リバーマン博士による精神障害リハビリテーションの理論書にして実践マニュアル。リカバリー概念を中核とした心理社会的リハビリテーションの「生きた教科書」。

発行：星和書店　http://www.seiwa-pb.co.jp　価格は本体（税別）です